La digitopuncture

pour les maux courants

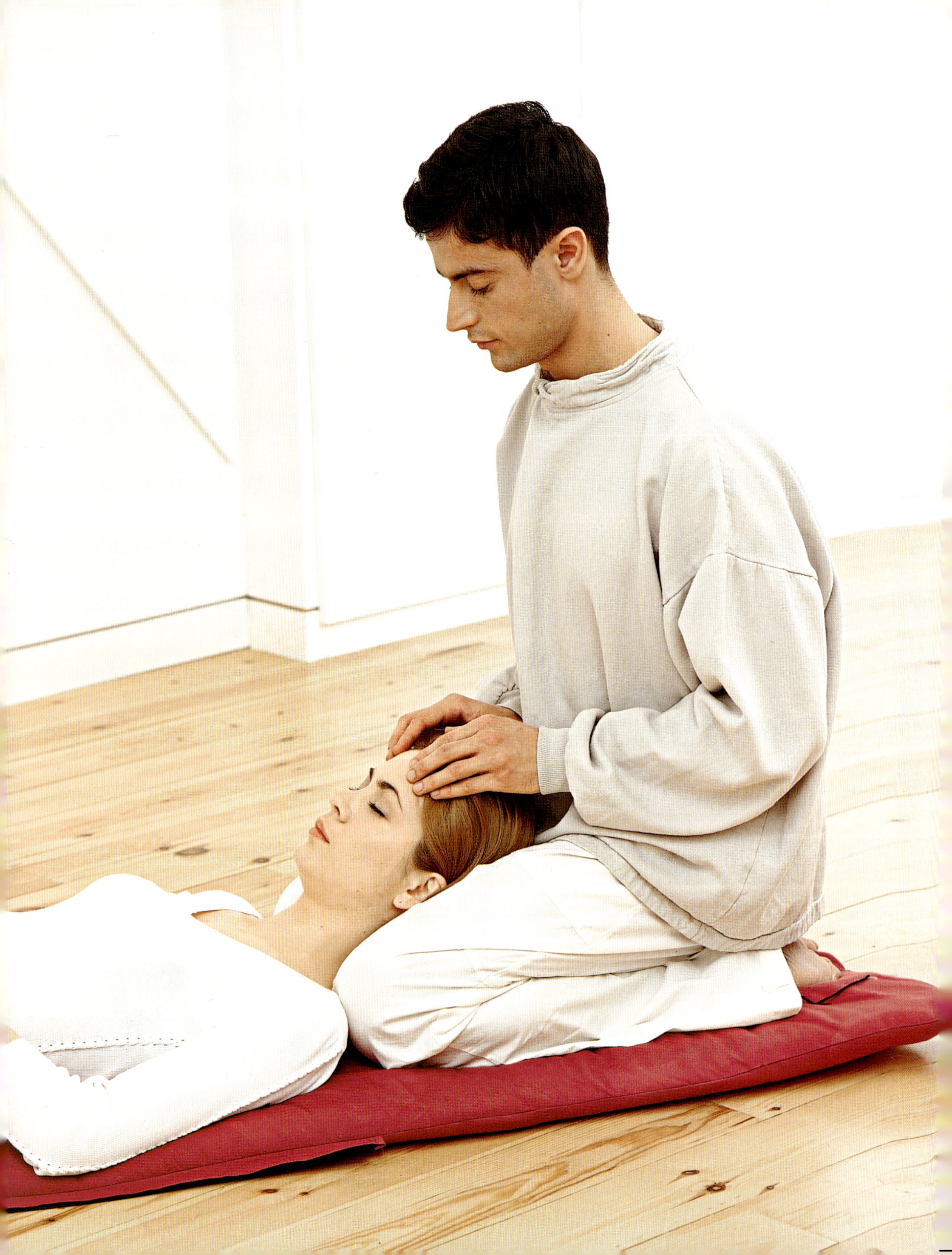

La digitopuncture

pour les maux courants

Chris Jarmey
et John Tindall

Éditions Véga
19, rue Saint Séverin
75005 PARIS

Titre original : Acupressure for common ailments

Traduit de l'anglais par : Caroline Schmidt

Imprimé et relié en Chine

ISBN-2-85829-452-6

www.tredaniel-courrier.com
info@guytredaniel.fr

Note de l'éditeur L'éditeur et l'auteur ne peuvent être tenus pour responsables en cas de perte ou de risque, considérés comme conséquence directe ou indirecte de la mise en application du contenu de cet ouvrage.

COMMENT UTILISER CET OUVRAGE

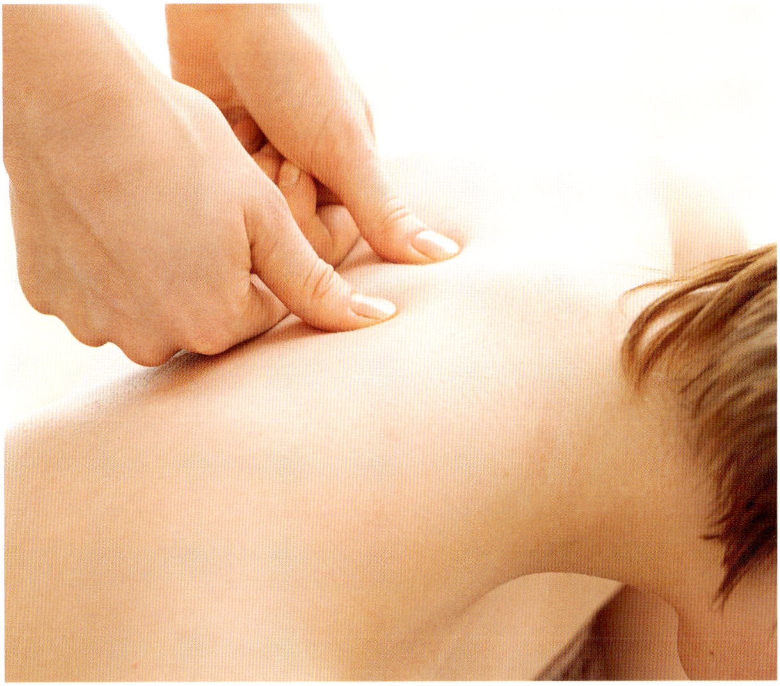

La digitopuncture pour les maux courants présente des indications claires et précises pour l'utilisation de la pression du pouce et des doigts afin de soulager les symptômes des maux courants. Cet ouvrage s'adresse aux débutants aussi bien qu'aux étudiants en digitopuncture, shiatsu et massage. La première partie présente les concepts de la médecine orientale, explique comment et pourquoi la digitopuncture est une thérapie aussi efficace et vous guide dans les techniques de cette thérapie simple. La seconde partie, présentée par problème, donne des instructions claires sur les points à traiter.

REMARQUE L'utilisation d'une majuscule à certains termes comme Énergie indique que ce terme est employé dans sa signification orientale plutôt qu'occidentale (voir p. 14).

Une remarque sur les vêtements

Lorsque vous effectuez un traitement de digitopuncture ou bénéficiez d'un tel traitement, portez des vêtements en coton qui offrent un maximum de liberté de mouvements. Les fibres naturelles sont préférables aux tissus synthétiques qui peuvent interférer avec le flux d'Énergie dans les Méridiens. Le coton fin est une matière idéale : elle permet à la personne qui traite de se concentrer sur l'Énergie du corps du patient plutôt que sur sa peau ou ses vêtements. Les mannequins des illustrations portent un minimum de vêtements afin de présenter les points de pression le plus clairement possible.

Avertissement

Consultez toujours un médecin si vous avez un doute à propos d'un problème médical et respectez les avertissements donnés dans les « plans de traitement. »

Sommaire

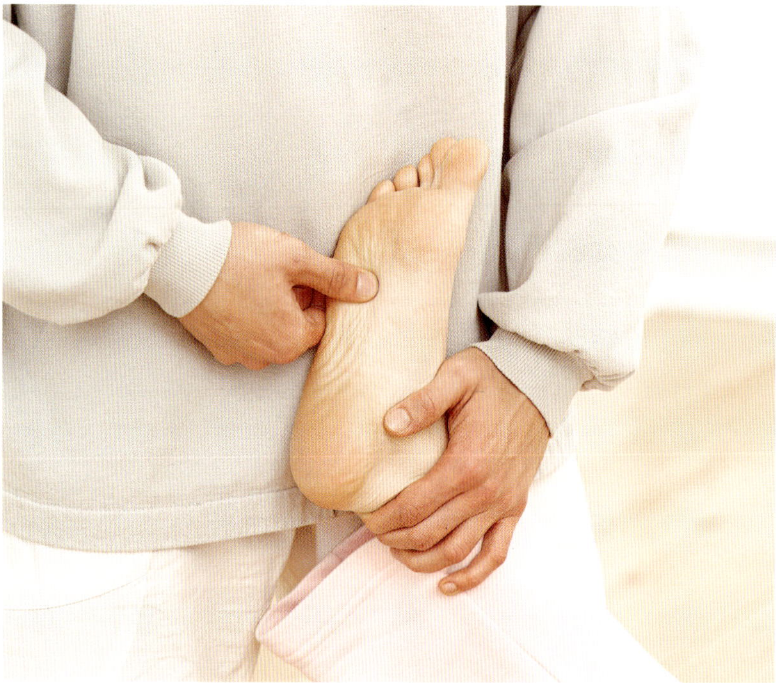

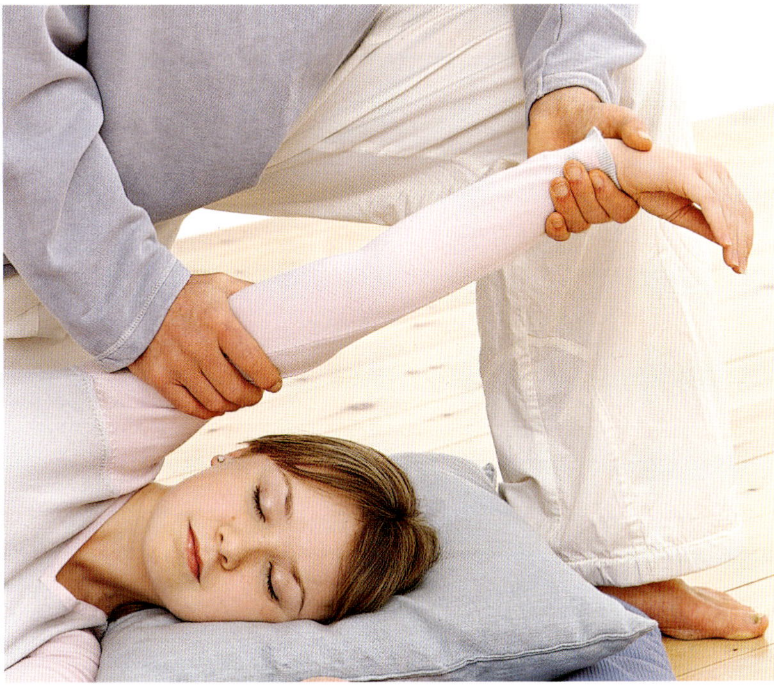

Seconde partie

Introduction

La thérapie ancienne connue sous le nom de digitopuncture a évolué à partir des mêmes origines que les arts orientaux du shiatsu et de l'acupuncture. La médecine orientale décrit la manière dont le corps fonctionne en termes de son Énergie ou Qi, plutôt qu'à l'aide de termes mécaniques qui nous sont plus familiers en Occident. Les thérapies orientales traitent les déséquilibres du niveau et du flux de l'Énergie du corps. La digitopuncture utilise la pression des doigts exercée sur les points d'acupuncture afin de manipuler les déséquilibres d'Énergie. Cette technique peut être employée dans le cadre d'un traitement de shiatsu. Cependant, utilisée seule, elle s'avère efficace pour les traitements courants. Cet ouvrage vous indique comment pratiquer la digitopuncture chez vous afin d'aider vos amis et votre famille.

Cette Énergie vitale appelée Qi, est ce qui permet à notre corps de fonctionner et de rester actifs. La principale source de Qi est le Qi Universel qui se trouve partout autour de nous et apporte la force vitale à toutes choses vivantes. D'autres sources de Qi comprennent l'air que nous respirons et la nourriture que nous consommons.

Pour un praticien de médecine orientale, la qualité de notre Qi dépend de l'équilibre entre les aspects mental/émotionnel, physique et spirituel. Lorsque ces aspects sont en phase les uns avec les autres, nous sommes en bonne santé. Un déséquilibre dans l'un d'eux, à la suite d'un traumatisme émotionnel ou d'un virus, atteint notre équilibre et demande à notre corps de le rétablir. Des rétablissements constants affectent notre Qi et de temps à autre, nous ne sommes pas capables de restaurer suffisamment l'harmonie entre notre esprit, notre corps et nos émotions, ce qui engendre une maladie.

Comment fonctionne la digitopuncture

Le système de traitement connu sous le nom de digitopuncture implique de travailler sur le Qi d'un patient en exerçant une pression des doigts sur des points particuliers situés le long de Canaux (également appelés Méridiens) de Qi (voir p. 22-23). Ces points de pression sont les endroits où les Méridiens sont proches de la surface du corps, ce qui, à cet endroit, vous permet d'influencer le Qi. En manipulant les points, vous pouvez fortifier, calmer ou disperser le Qi, lui permettant ainsi de circuler harmonieusement à travers le corps et d'apporter une relation tout aussi harmonieuse entre le corps et l'esprit, en soulageant les symptômes.

La connaissance des Méridiens et des points de pression est issue de milliers d'années de pratique médicale en Chine et plus récemment au Japon. Chacun des Méridiens principaux est connecté à un organe particulier duquel il tire son nom : par exemple le Méridien du Gros Intestin ou le Méridien du Poumon. La santé des organes dépend de la fluidité du Qi à travers les Méridiens, fluidité qui peut être régulée grâce à la digitopuncture. Ces concepts de base sont expliqués plus en détails dans la première partie.

Utiliser la digitopuncture pour traiter les maux courants

La médecine orientale cherche toujours la cause sous-jacente de la maladie en se concentrant sur le niveau et le flux de Qi dans le corps. Un praticien expérimenté va mettre en place un « plan de traitement » adapté aux besoins de chaque patient. Pour que vous puissiez commencer à traiter vos amis, la seconde partie décrit les plans de traitement qui tiennent compte des causes les plus probables pour chaque problème. Vous aurez une approche rapide qui vous permettra de traiter un ami de façon rapide et sûre. Si vous reconnaissez les symptômes de manière précoce, la digitopuncture peut empêcher le développement du problème ou en réduire la gravité.

Bien que cet ouvrage présente les techniques de digitopuncture pour traiter de nombreux problèmes parmi les plus fréquents, ceci **ne remplace en rien un suivi médical professionnel**. En cas de maladies graves SIDA, cancer et maladie cardiaque, ou de problèmes de santé sérieux : obésité, hypertension, diabètes, allergies, alcoolisme et abus de drogues, il est préférable de conseiller à votre ami de consulter un thérapeute qualifié ou un médecin capable de déterminer les besoins d'un patient en particulier. Vous pouvez cependant soulager certaines gênes associées à l'un de ces problèmes plus sérieux en suivant le plan de traitement pour Fortifier le système (p. 46), et les plans pour la Vitalité générale (p. 38), l'Anxiété et l'inquiétude (p. 42) qui auront des effets positifs. Pour des personnes souffrant de problèmes cardiaques ou liés à la tension, vous pouvez associer les techniques qui permettent d'améliorer la circulation, indiquées page 64.

Commencer

La digitopuncture est un traitement très polyvalent qu'il est possible de pratiquer lorsque cela s'avère nécessaire, n'importe où, au bureau ou dans le jardin, étant donné que le patient n'a pas besoin de se déshabiller. La seule chose dont vous ayez besoin est vos mains ! La manière traditionnelle et la plus simple pour traiter une personne consiste à la faire allonger sur un futon ou un matelas, mais une couverture pliée ou des serviettes peuvent être une solution alternative.

Lorsque vous effectuez un traitement de digitopuncture, vous-même ainsi que la personne traitée devriez porter des vêtements confortables afin d'avoir une liberté de mouvements. Dans cet ouvrage, les mannequins portent un minimum de vêtements afin de présenter les emplacements des points de pression le plus clairement possible. Dans la pratique, il est préférable que la personne traitée porte un vêtement léger afin que votre attention ne se fixe pas sur le toucher et la texture de la peau au lieu de se concentrer sur le flux subtil de Qi dans les Méridiens. Idéalement, les vêtements devraient être en coton fin étant donné que les fibres synthétiques peuvent influencer le flux de Qi dans les Méridiens. Un praticien expérimenté est capable de sentir la qualité de Qi d'un patient sous la surface de la peau.

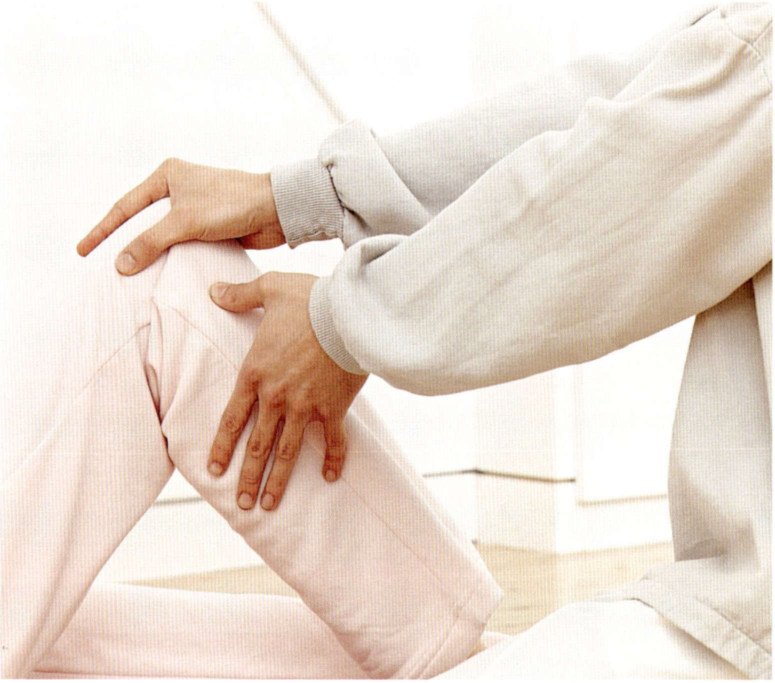

Comment effectuer un traitement

Lors d'un traitement, essayez de vous détendre et de rester concentré sur ce que vous faites, en laissant le Qi Universel circuler en vous et régénérer le Qi que vous transmettez. Imaginez-vous comme étant un instrument permettant un processus de guérison plus universel. Soyez attentif à votre respiration : elle doit être profonde et calme, en particulier pendant le traitement. Votre propre Qi permet de fortifier le Qi affaibli de la personne traitée, il est donc important que votre Qi et votre vitalité soient plus forts que ceux du patient. Maintenez votre Qi en consommant des aliments frais et nutritifs.

Avant de commencer un traitement, vous pouvez utiliser les techniques d'« ouverture de Méridien » décrites dans la première partie. Les différentes techniques d'application de pression sur les points sont expliquées dans la partie Préparation pour le traitement (p. 28). Vous pouvez traiter les points de pression d'un côté ou l'autre du corps (voir p. 22-23) – commencez par le point le plus proche de l'endroit atteint. Afin de compléter votre traitement de digitopuncture, essayez d'utiliser des plantes et des essences conseillées dans chaque plan de traitement dans la seconde partie. Des instructions complètes sont données pages 30-31.

Un autotraitement par digitopuncture est également possible. Visualisez le Qi universel circulant dans votre corps afin d'augmenter votre propre Qi lorsque vous appliquez une pression. Cependant, il se peut que le fait de vous traiter vous-même ne soit pas aussi efficace qu'un traitement effectué par un praticien qui transmet un Qi puissant. Il vous sera également impossible d'atteindre certains points de pression – par exemple ceux situés dans la partie supérieure du dos. Dans ce cas, vous pouvez vous coucher sur une balle de golf afin d'appliquer une pression sur ces points.

La digitopuncture est extrêmement efficace chez les bébés et les enfants. Il se peut que le fait de rester assis tranquillement s'avère difficile pour eux, assurez-vous qu'ils soient dans une position confortable et essayez de les traiter lorsqu'ils sont fatigués. Consultez un praticien avant de les traiter avec des plantes et des essences.

Réactions émotionnelles et physiques au traitement

La digitopuncture est une thérapie douce, il est rare de constater des réactions émotionnelles ou physiques négatives après le traitement. Il se peut cependant que la personne traitée ressente une légère réaction si vous atteignez la cause profonde d'un problème chronique (de longue durée). Si le Qi est fortifié et circule soudainement après une longue période de stagnation, il peut entraîner des toxines accumulées. Le corps va essayer de se débarrasser de ces toxines, ce qui risque de provoquer des symptômes physiques tels que maux de tête ou éruptions cutanées. Vous pouvez également observer des réactions d'ordre émotionnel, un sentiment de mélancolie par exemple. Ces symptômes sont de courte durée et vous pouvez poursuivre le traitement si le patient le souhaite.

Quand ne pas utiliser la digitopuncture

La digitopuncture est une technique très sûre. Si vous exercez une pression sur les mauvais points de pression, l'énergie s'équilibre d'elle-même en un ou deux jours, sans aucun autre effet. Il existe cependant des conditions dans lesquelles le traitement est contre-indiqué. Vous ne devez pas exercer de pression sur une plaie ouverte ou sur un point enflammé ou tuméfié. Évitez les endroits qui présentent une cicatrice, des abcès, des cloques, des éruptions ou des veines variqueuses. Traitez si possible le point correspondant de l'autre côté du corps. Par exemple, si le patient a une veine variqueuse à l'intérieur de la jambe gauche (qui nécessite un traitement du point Rte6), vous pouvez traiter le même point sur l'autre jambe.

De plus, il y a deux points de pression qui ne doivent pas être utilisés sur des patients souffrant d'hyper ou d'hypotension et trois autres qu'il convient d'éviter au cours de la grossesse étant donné qu'ils peuvent provoquer une fausse couche (voir pages 88-90). Un « avertissement » est indiqué chaque fois qu'il est fait référence à ces points.

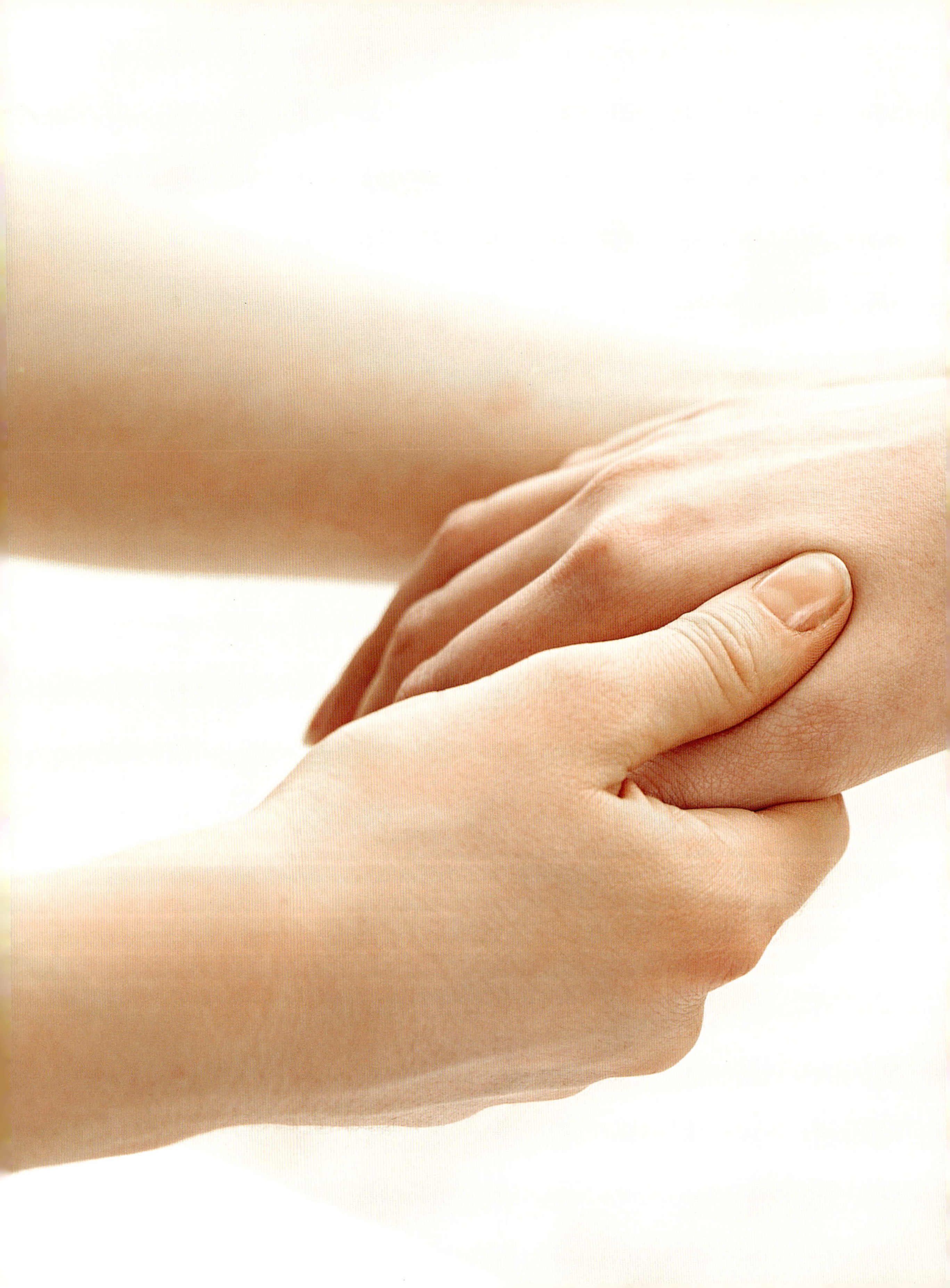

Première partie

MÉDECINE ORIENTALE LES CONCEPTS DE BASE

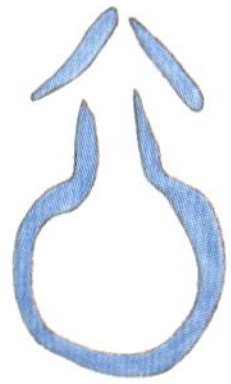

Comprendre pourquoi la digitopuncture nécessite une appréciation du système de diagnostic et de traitement chinois, dans lequel l'approche fondamentale de la médecine est très différente de l'approche occidentale.

Les médecines orientale et occidentale sont capables de traiter les mêmes problèmes mais les praticiens de chaque médecine diagnostiquent le problème de manière totalement différente. Les médecins occidentaux tentent d'isoler un agent tel un virus, considéré comme la cause directe de la maladie, et de l'éliminer. Lorsque la raison n'est pas aussi simple ou claire, par exemple dans le cas des maladies dégénératives, la médecine occidentale se contente de traiter les symptômes. Par opposition, les praticiens orientaux cherchent à établir une image complète du patient. Ceci est connu sous le nom de « tableau clinique de déséquilibre » établi suite à une observation minutieuse de la peau du patient, de son comportement général, de la couleur des urines, de la qualité de la voix, etc. (voir p. 21). Le patient répond également à une série de questions, y compris celles relatives aux influences des facteurs externes, tels que les repas, le toucher ou la chaleur, sur les symptômes. Une image globale est ainsi obtenue et le diagnostic peut être établi. Les informations contenues dans cet ouvrage vous permettront de comprendre comment cela est effectué. De nombreuses années sont nécessaires avant d'acquérir l'art du diagnostic mais vous pouvez néanmoins apporter une aide en observant un symptôme, tel qu'un mal de tête, de l'asthme ou une indigestion (voir Seconde partie, Traitement des maux courants) et en suivant le plan de traitement suggéré. Ces traitements sont conçus pour couvrir l'ensemble des causes les plus probables des symptômes.

Le concept fondamental de la médecine orientale est le suivant : votre corps et votre esprit sont liés. Ils interagissent l'un sur l'autre à tous les niveaux : un problème de l'esprit aura une répercussion dans le corps. De la même manière, tout symptôme physique affectera l'esprit et la sphère émotionnelle. Le médecin oriental ne voit pas un problème physique de façon isolée, il le considère comme la manifestation d'un déséquilibre dans l'ensemble du corps. Parallèlement au traitement, le médecin peut également vous conseiller de réfléchir à votre mode de vie, d'évaluer vos points faibles qui perturbent l'équilibre de votre corps. Le traitement par digitopuncture permet ainsi de régénérer l'harmonie du corps et de l'esprit.

Les fonctions des organes

Cette approche holistique de la médecine orientale se retrouve également dans l'interprétation attribuée aux fonctions des organes. Par exemple, l'organe « rein » dans la médecine orientale a un sens beaucoup plus large que dans la médecine occidentale. Un praticien de médecine orientale tient compte du travail du rein non seulement dans le cadre du métabolisme de l'eau mais également en tant que lien entre les sources d'énergie et de croissance, les os et le cerveau, la volonté et la mémoire. De ce fait, le concept médical oriental est écrit avec une majuscule – Rein – afin de le différencier de la signification strictement anatomique utilisée par les médecins occidentaux. De la même manière, une majuscule pour d'autres organes indique une connotation plus large. Vous trouverez d'autres termes dans cet ouvrage pour lesquels nous utilisons également une majuscule. La médecine orientale les interprète de manière plus large que la médecine occidentale.

L'importance de l'Énergie

Le flux de l'Énergie vitale est essentiel à notre santé et fondamental pour la pratique de la digitopuncture. Les Chinois appellent cette Énergie « Qi » ou « Chi ». Le Qi alimente nos Organes, notre Sang et autres Liquides Organiques, ainsi que l'Esprit.
Il est également responsable des processus de vie, de la conception à la mort, en passant par la naissance et la croissance. Lorsque votre corps est en bonne santé, votre Qi circule abondamment et de manière fluide. Si votre Qi vient à manquer ou se trouve bloqué d'une manière ou d'une autre, cela peut se traduire par une maladie. La digitopuncture peut débloquer un Qi accumulé, fortifier un Qi affaibli ou calmer un Qi trop actif.

Les Méridiens

Selon la théorie orientale, le Qi circule dans des Méridiens qui se trouvent à proximité de la surface du corps. De nombreux Méridiens ont été identifiés, parmi lesquelles 12 relient des points connectés à un Organe particulier. Les Méridiens sont nommés selon l'Organe auquel ils se rapportent – Méridien du Foie, Méridien de la Vésicule Biliaire, Méridien du Gros Intestin, etc. Les points particuliers, connus sous le nom de points de pression, à partir desquels vous pouvez facilement manipuler le Qi par la digitopuncture, sont situés le long de ces Méridiens (voir p. 20). En appliquant une pression sur ces points, vous pouvez débloquer, fortifier ou calmer le flux de Qi, selon la technique utilisée (voir p. 29). Il y a par exemple un point de pression situé quatre doigts sous la rotule, à l'extérieur du tibia, le point Estomac 36, sur le Méridien lié à l'Estomac. Une pression adéquate sur ce point permet de fortifier l'Estomac et la Rate et de faciliter la digestion.

Yin et Yang

Une bonne santé dépend d'un flux harmonieux du Qi dans les Méridiens, ce qui implique une harmonie entre le corps et l'esprit. Un équilibre entre l'ensemble des aspects de votre personnalité et de votre corps permet d'aboutir à cette harmonie. Les Chinois utilisent le concept de Yin et Yang pour exprimer cette idée d'équilibre. Le Yin représentait à l'origine le côté sombre d'un versant. Il est associé au froid, au repos, à la réactivité, à la passivité, à l'obscurité, à l'intériorité, à la descente, à la diminution et à la féminité. Le Yang au contraire était à l'origine associé au côté éclairé d'un versant. Il implique la lumière et est associé à la chaleur, la stimulation, le mouvement, l'activité, la nervosité, la force, la lumière, l'extériorité, l'ouverture, l'augmentation et la masculinité. Yin et Yang sont des opposés complémentaires (voir p. 17). Toute chose dans l'univers a des qualités Yin et Yang – rien n'est entièrement l'un ou l'autre. L'interaction entre ces deux forces opposées crée le Qi. Si l'Énergie du corps est bien équilibrée, votre Qi dispose d'aspects Yin et d'aspects Yang. Si cet équilibre entre les deux dans le corps ou l'esprit est interrompu, il en sera de même pour le Qi dans votre corps, ce qui risque d'engendrer une mauvaise santé.

Plan de traitement

Le praticien expérimenté diagnostique les déséquilibres Yin et Yang à partir du « tableau clinique de déséquilibre » et décide ensuite du plan de traitement. En reconnaissant tout d'abord l'origine d'un problème dans un Organe particulier, il est capable de définir le Méridien et les points sur lesquels travailler. Le Tableau des correspondances page 21 donne plus de détails relatifs aux liens entre les Organes et les Méridiens. Le praticien décide ensuite quel type de technique de digitopuncture utiliser. Cela va dépendre de l'état du Qi, s'il est bloqué, insuffisant ou en excès. Un Qi insuffisant doit être tonifié, un Qi bloqué doit être dispersé et dans le cas d'un Qi trop actif, il convient de le calmer. Lorsque le Qi est bloqué, trop actif ou insuffisant, les symptômes et leur lien avec un Organe en particulier ou une partie du corps n'échappent pas à un œil averti. La léthargie est par exemple le symptôme d'un Qi insuffisant dans l'ensemble du corps alors que l'incontinence ou un œdème sont la conséquence d'une insuffisance de Qi au niveau du Rein. Si le Qi du Rein n'est pas insuffisant, mais qu'il est bloqué ou trop actif, les symptômes sont différents. Les techniques utilisées pour tonifier, disperser et calmer le Qi sont décrites page 29 et chaque traitement dans cet ouvrage indique quelle technique il convient d'utiliser pour chaque point de pression à traiter.

Des années sont nécessaires pour acquérir la capacité à diagnostiquer les problèmes et à établir des plans de traitement, mais même en tant que débutant vous pouvez aider quelqu'un à retrouver le bien-être. La seconde partie, Traitement des maux courants, propose des plans de traitement pour les causes les plus courantes des problèmes décrits.

UTILISEZ CET OUVRAGE PRUDEMMENT. Ne prenez pas la place du médecin – proposez votre aide lorsque vous en êtes capable, dans le cas contraire, demandez un avis médical.

Yin et Yang

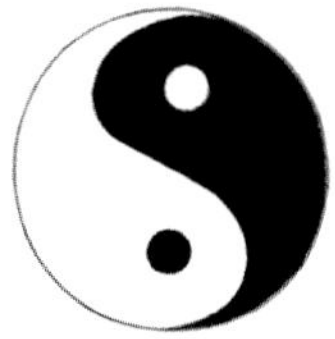

La médecine orientale trouve ses origines dans la philosophie connue sous le nom de taoïsme, développée par Lao Tseu environ 600 ans avant J.-C. L'idée de base de cette philosophie est que l'homme fait partie de la nature. Cela signifie que nous expérimentons le flux et le changement constants de la nature, ce flux et ce changement étant la réalité. Nous sommes nombreux à tenter de donner une certaine permanence à nos vies et aux objets qui nous entourent, mais étant donné que la réalité est à l'état de flux, il serait préférable d'essayer de maintenir un équilibre au sein de cette impermanence. Cet équilibre nous donne un sens d'harmonie et de bien-être, il est la source de notre santé.

La théorie médicale chinoise cherche une logique dans les modèles de changement et la théorie du Yin et du Yang a été développée pour expliquer ces modèles. Les termes Yin et Yang sont utilisés afin de décrire les qualités de toutes choses ainsi que les relations entre elles et avec l'univers. Tout ce qui est, contient des éléments Yin et d'autres Yang : Yin et Yang sont opposés et complémentaires.

L'équilibre entre le Qi Yin et le Qi Yang dans le corps est essentiel pour la santé.

Quatre variations dans l'équilibre Yin Yang du Qi sont fréquentes :

1. Équilibre et quantité normale du Qi Yin et du Qi Yang, ce qui correspond à la santé.
2. Qi Yin normal mais Qi Yang en excès, ce qui provoque Chaleur et hyperactivité.
3. Qi Yang normal mais Qi Yin insuffisant, ce qui provoque Chaleur (en particulier durant la nuit) et manque de vitalité.
4. Qi Yin normal mais Qi Yang insuffisant, ce qui crée léthargie, froid et une mauvaise circulation.

Le tableau ci-contre représente la manière dont les déséquilibres possibles (numéros 2-4 ci-dessus) peuvent affecter la santé. Les techniques de digitopuncture permettant de calmer, tonifier et disperser sont décrites page 29.

À partir du tableau ci-contre, vous verrez que les insuffisances de Yang engendrent des syndromes de type Yin et inversement. Rien ne peut être entièrement Yin ou Yang étant donné qu'il n'existe pas d'extrêmes fixes dans la nature. Les qualités Yin et Yang sont toujours relatives : l'eau chaude est par exemple de nature plus Yang que la glace mais plus Yin que la vapeur. Certaines de ces qualités sont indiquées dans le tableau ci-contre.

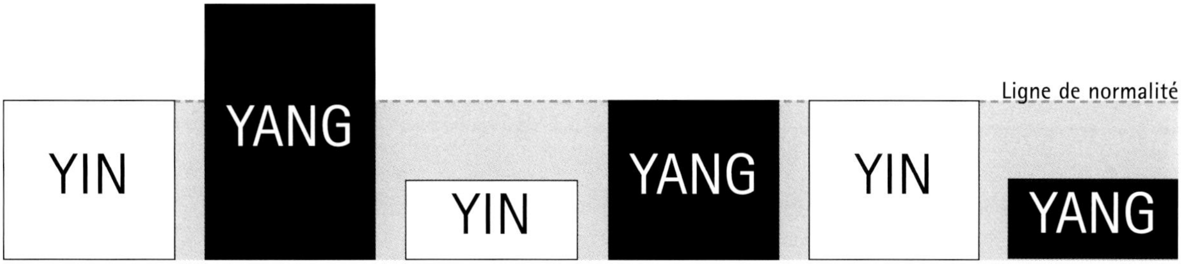

Yang en excès (Yin normal)
Le Qi global est en excès. Cela se traduit par la Chaleur et l'hyperactivité, un visage rouge et souvent une personnalité dominante.

Un traitement visant à disperser ou calmer est nécessaire car le Qi est en excès et probablement bloqué ou trop actif.

Yin insuffisant (Yang normal)
Le Qi global est insuffisant. Cela se traduit par « un vide » de Chaleur étant donné que la qualité refroidissante du Yin est absente. Les symptômes sont identiques à ceux observés en cas d'excès de yang, insomnie, sécheresse de la bouche, excitabilité nerveuse.

Il est nécessaire de tonifier les points de pression ainsi que les Méridiens étant donné l'insuffisance de Qi global.

Yang insuffisant (Yin normal)
Le Qi global est insuffisant. Cela se traduit par une sensation de froid étant donné que la chaleur du Yang est absente. Les symptômes sont la fatigue et une mauvaise circulation. Cela engendre souvent une Humidité excessive ou une sensation de mucosité, ce qui peut provoquer un catarrhe, voire des kystes ou des tumeurs.

Il est nécessaire de tonifier les points de pression et les Méridiens étant donné l'insuffisance de Qi global. Il convient également de les chauffer en raison de l'insuffisance de Yang.

REMARQUE Les symptômes d'excès de Qi Yin associé à un Qi Yang normal sont identiques à ceux d'un Qi Yang en excès, mais ce cas est très rare.

Correspondances générales Yin et Yang

YIN	YANG
Ombre	*Lumière*
Féminin	*Masculin*
Lune	*Soleil*
Repos	*Activité*
Matériel	*Immatériel*
Contraction	*Expansion*
Mou	*Dur*

Manifestations Yin et Yang dans le corps

YIN	YANG
Avant	*Arrière*
Substance des organes	*Énergie alimentant les organes*
Organes intérieurs	*Peau, muscles*
Corps, Liquides organiques	*Qi*
Humidité	*Sècheresse*
Lenteur	*Rapidité*
Froid	*Chaud*
Descendant	*Ascendant*

Symptômes Yin et Yang

YIN	YANG
Maladie chronique	*Maladie aiguë*
Début graduel	*Début rapide*
Visage pâle	*Visage rouge*
Aucune sensation de soif	*Sensation de soif*
Selles molles	*Constipation*
Froid	*Chaleur*
Somnolence	*Agitation, insomnie*

Les traitements conseillés dans cet ouvrage tiennent compte de l'équilibre Yin et Yang et utilisent l'une des quatre stratégies suivantes :

1. Tonifier le Qi Yang.
2. Tonifier le Qi Yin.
3. Disperser, calmer ou éliminer un Qi Yang en excès.
4. Disperser, calmer ou éliminer un Qi Yin en excès (rare).

Les causes de maladie

Afin que vous tiriez le maximum de cet ouvrage, il est utile que vous compreniez la manière dont la médecine orientale considère les causes des maladies. Les praticiens de médecine orientale ne traitent pas les symptômes d'une maladie, ils en cherchent les causes, qui sont toujours le reflet d'une interruption de Qi, Yin et Yang dans différentes parties du corps.

Selon la médecine orientale, les causes des maladies sont répertoriées dans trois catégories : interne (les émotions), externe (le temps) et d'autres causes telles que les germes ou les poisons, les traumatismes, le régime alimentaire et les effets des médicaments.

Les maladies provoquées par des causes d'ordre émotionnel peuvent être très enracinées et sont, de ce fait, les plus difficiles à traiter. Les effets de ces causes sont décrits ci-dessous.

Le facteur externe principal – le temps – est généralement en cause uniquement si votre résistance est déjà faible. De nos jours, la pollution de l'environnement est une cause de maladie probablement aussi importante que le temps. Certains des effets du temps sur le corps sont décrits ci-contre.

Les maladies provoquées par des germes, le régime alimentaire, etc. sont celles qui se traitent le plus facilement. Cependant, les symptômes, s'ils ne sont pas pris en compte, peuvent engendrer des effets aussi importants que ceux provoqués par le temps ou les émotions.

Le fait de reconnaître la cause d'un symptôme va vous permettre d'offrir de précieux conseils conjointement à votre traitement. La digitopuncture va permettre de rétablir l'harmonie entre les éléments Yin et Yang ainsi que la circulation du Qi.

ÉMOTIONS

Chaque émotion affecte l'harmonie des Organes. Il est naturel de ressentir de la tristesse, de la colère ou de la joie selon les occasions, mais il est mauvais qu'une émotion telle que la colère soit ressentie pendant des années. Le fait de lutter contre ces troubles crée un conflit encore plus important, la méthode orientale consiste donc à les observer attentivement et à les laisser. Grâce à la méditation, ils s'apaiseront et diminueront naturellement.

Joie

Les émotions joyeuses fortifient le corps et l'esprit de manière fondamentale. Cependant, une excitation excessive peut provoquer une stimulation cardiaque trop importante, ce qui à son tour peut engendrer une agitation mentale, des palpitations, des insomnies ainsi que des ulcères de la bouche ou de la langue.

Peur

La peur va de la terreur au manque de confiance en soi. Elle diminue l'Énergie des Reins, particulièrement l'aspect refroidissant Yin et peut provoquer des palpitations, des sudations nocturnes, une sécheresse de la bouche et de la gorge ainsi qu'une énurésie nocturne chez les enfants.

Colère

Les émotions de la rancune à l'animosité affectent l'Énergie du Foie. Une colère excessive ou durable peut provoquer une augmentation du Qi, ce qui engendre dans la plupart des cas des maux de tête, mais également des acouphènes, une sensation de soif, des vertiges ou des vomissements. Il peut également y avoir une interférence de l'Énergie du Foie avec la fonction digestive de la Rate, ce qui engendre des diarrhées, en particulier si la colère survient pendant les repas. Une colère contenue ou un ressentiment peuvent donner lieu à une dépression chronique.

Tristesse et chagrin

Cela provoque une insuffisance de l'Énergie du Poumon ce qui déséquilibre la capacité du Poumon à absorber le Qi et le distribuer dans le corps et l'esprit. Le Qi est globalement affaibli ce qui crée une interférence avec le Cœur. Cela peut engendrer de la fatigue, un essoufflement, une dépression et des larmes. Chez les femmes, on peut observer une aménorrhée en raison d'une insuffisance de Sang provoquée par l'effet de tristesse au niveau du Cœur.

Surproduction mentale et inquiétude

Une production mentale excessive affaiblit l'Énergie de la Rate et crée ainsi une interférence avec la digestion, ce qui entraîne de la fatigue, des selles molles et un manque d'appétit. L'inquiétude crée également une interférence avec les Poumons, ce qui engendre un essoufflement, de l'anxiété et une raideur au niveau de la nuque et des épaules.

Choc mental

Cela affaiblit brusquement le Qi du Cœur et provoque souvent des palpitations et un essoufflement. Le choc peut également créer une interférence avec l'harmonie de l'Esprit, lié au Cœur, et engendrer ainsi des insomnies. Le choc affaiblit également l'Énergie du Rein, particulièrement dans son aspect Yin refroidissant, et peut donner lieu à des vertiges, des sudations nocturnes ou des acouphènes.

TEMPS

Le temps peut avoir une influence sur les personnes lorsque leurs résistances sont faibles. Les symptômes sont généralement d'une nature semblable au temps qui les a provoqués.

Vent

Les symptômes provoqués par le vent affectent particulièrement la tête et peuvent survenir soudainement et changer rapidement comme des rafales de vent. Les symptômes fréquents sont des raideurs de la nuque, un écoulement nasal, des éternuements, une toux et une crainte du froid. Le vent peut affecter directement les Méridiens, en particulier celui du Foie, provoquant ainsi des raideurs et douleurs dans les articulations, des douleurs erratiques et des migraines.

Froid

Les tissus cellulaires se contractent lorsqu'il fait froid, provoquant ainsi une obstruction de la circulation du Sang qui se traduit à son tour par des raideurs, une sensation de froid et des douleurs, localisées dans la plupart des cas au niveau des membres, des épaules et de la partie inférieure du dos. Le froid dans l'estomac engendre des vomissements après le repas ; dans les intestins, il provoque des douleurs abdominales et des diarrhées et dans l'utérus, des douleurs aiguës liées au cycle. Le froid est toujours en cause lorsqu'il y a des écoulements faibles, clairs, aqueux et froids.

Humidité

Ce type de temps provoque des symptômes lourds et pénibles qui commencent dans les jambes et remontent. Cela risque de provoquer des pertes vaginales en cas d'atteinte du système génital féminin ; des selles molles en cas d'atteinte des intestins et souvent des difficultés à uriner ainsi qu'une miction fréquente accompagnée d'une sensation de brûlure en cas d'implication de la vessie. Si les Méridiens sont touchés, cela se traduit par des articulations enflées et douloureuses. L'humidité provoque ces symptômes étant donné qu'elle affaiblit la fonction de la Rate qui consiste à transformer les aliments en tissus cellulaires, ce qui engendre une accumulation de mucosités et de liquides.

Sécheresse

Sécheresse des lèvres, de la bouche, de la langue et de la gorge, selles sèches et miction rare, sont des symptômes provoqués par la sécheresse des liquides organiques. La chaleur provoque une sensation de soif, la transpiration, des maux de tête et une crainte de la chaleur. Dans des cas extrêmes, elle peut être la cause d'un délire, d'un trouble de l'élocution et d'une agitation mentale, voire d'une inconscience.

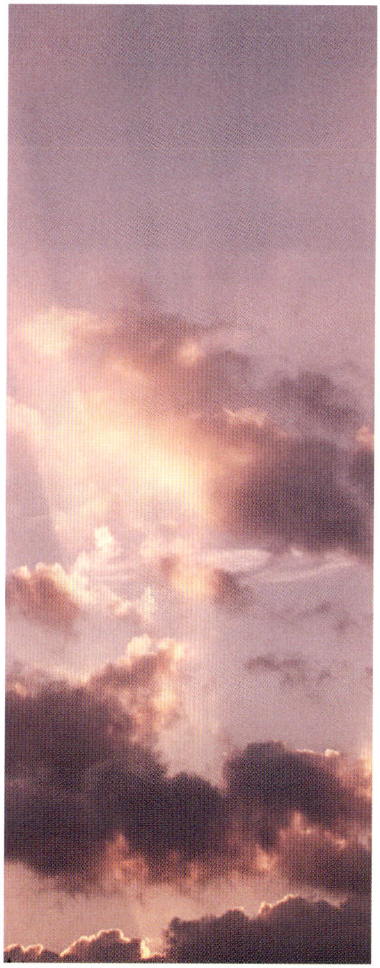

Les Méridiens et les points de pression

Les Méridiens sont les chemins qui passent dans le corps et par lesquels le Qi circule. Il y a 12 Méridiens principaux, chacun lié à la fonction d'un Organe en particulier, et 2 autres Méridiens qui remontent le torse et la tête à l'avant et à l'arrière (voir pages 22-23). Les chemins ont un itinéraire en forme de circuit qui passe dans et autour du corps. Par intervalles ils remontent à la surface pour aller ensuite plus en profondeur dans le corps afin d'atteindre les Organes. Les Méridiens ont également des connexions plus larges qui créent un réseau dans le corps et sont tous liés à un autre Méridien. Une partie du couple a des caractéristiques Yin, l'autre partie des caractéristiques Yang (voir pages 16-17). Le tableau ci-contre résume les fonctions principales des Organes et présente les couples des Organes et des Méridiens en indiquant lesquels sont Yin et lesquels sont Yang.

Points de pression

Les points de pression représentent les points d'accès aux Méridiens. À cet endroit, le Qi qui circule dans un Méridien se rapproche de la peau et peut donc être manipulé par la digitopuncture. Les emplacements des points de pression utilisés dans cet ouvrage sont illustrés aux pages 22-23 et décrits dans les plans de traitement dans la seconde partie et dans le Résumé des points aux pages 88-91.

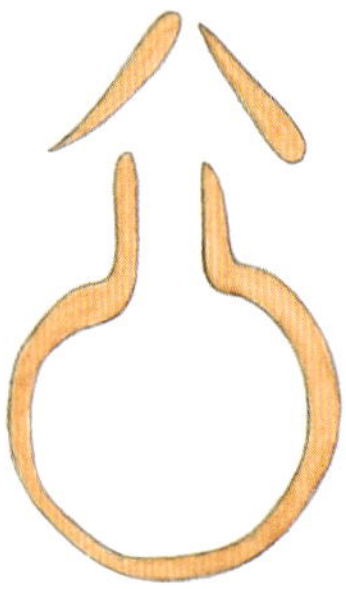

La forme de ces points de pression (connus également sous le terme de « tsubos »), ne doit pas être considérée en termes physiques : elle peut uniquement être décrite en termes d'Énergie. Imaginez-les en forme de vase, avec une ouverture plus étroite que la base. Le caractère japonais qui signifie point de pression (à gauche) illustre cette forme.

Les techniques d'application de pression, pour tonifier, disperser ou calmer le Qi dans les Méridiens, sont décrites page 29.

Le tableau page 21 répertorie les cinq éléments naturels – les composants fondamentaux de l'Univers – qui régissent les Méridiens (selon la pensée orientale). Il présente également certaines caractéristiques émotionnelles et physiques traditionnellement associées aux Méridiens et au type de temps le plus susceptible d'affecter chaque Organe et Méridien.

Bien qu'il soit rare de trouver une personne qui corresponde exactement aux groupes de caractéristiques indiqués, vous pouvez néanmoins déterminer des tendances. Considérez l'attitude d'une personne face à une couleur (grande appréciation ou rejet important) ; une tendance à afficher une émotion particulière, ou une tendance à développer des problèmes au niveau d'un organe sensoriel (un odorat peu développé par exemple).

Si trois caractéristiques ou plus correspondent à un Méridien, cela indique un déséquilibre sur ce Méridien. Une personne qui se sent par exemple moins bien par temps très sec, qui est souvent triste, dont la voix est faible et qui a des problèmes de peau peut se sentir mieux après un traitement de digitopuncture sur les Méridiens du Poumon ou du Gros Intestin.

Un praticien expérimenté tient compte de l'ensemble des correspondances lorsqu'il établit le « tableau clinique de déséquilibre » du patient (voir p. 13). Ces connexions ont été prises en compte lors de l'élaboration des plans de traitement dans la seconde partie, Traitement des maux courants.

Résumé des correspondances

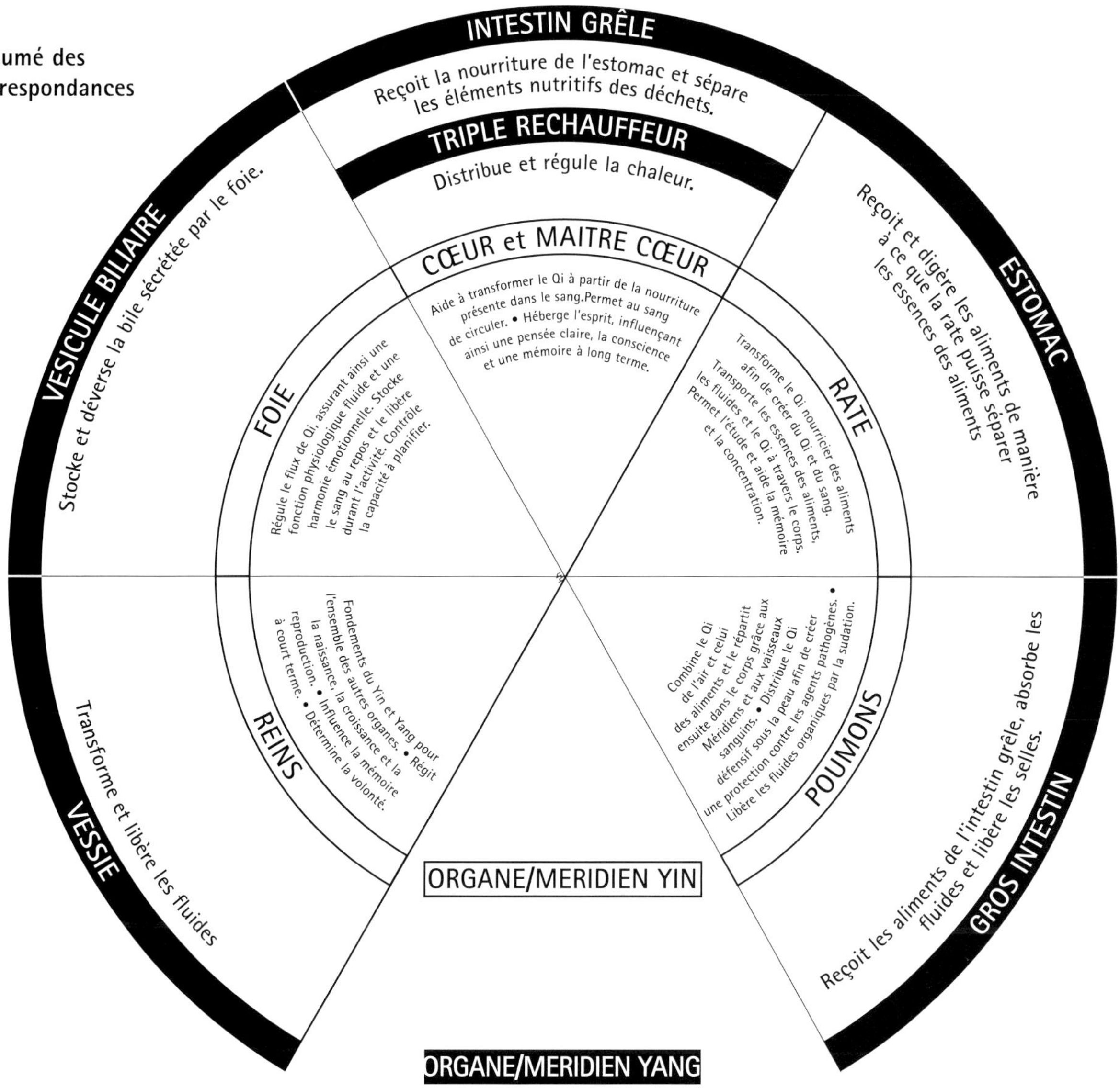

	P	Rte	C et MC	F	Rn
	GI	E	IG et TR	VB	V
Élément	Métal	Terre	Feu	Bois	Eau
Saison	Automne	Fin de l'été	Été	Printemps	Hiver
Couleur	Blanc	Jaune	Rouge	Vert	Noir
Organe sensoriel	Nez	Bouche	Langue	Yeux	Oreilles
Tissu	Peau	Muscles	Vaisseaux sanguins	Ligaments	Os
Qualité de la voix	Pleurer	Chanter	Rire	Crier	Gémir
Émotion	Tristesse	Attitude pensive	Joie	Colère	Peur
Odeur corporelle	Pourri	Odorant	Brûlé	Rance	Putride
Temps	Sécheresse	Humidité	Chaleur	Vent	Froid

Les Méridiens et les points de pression

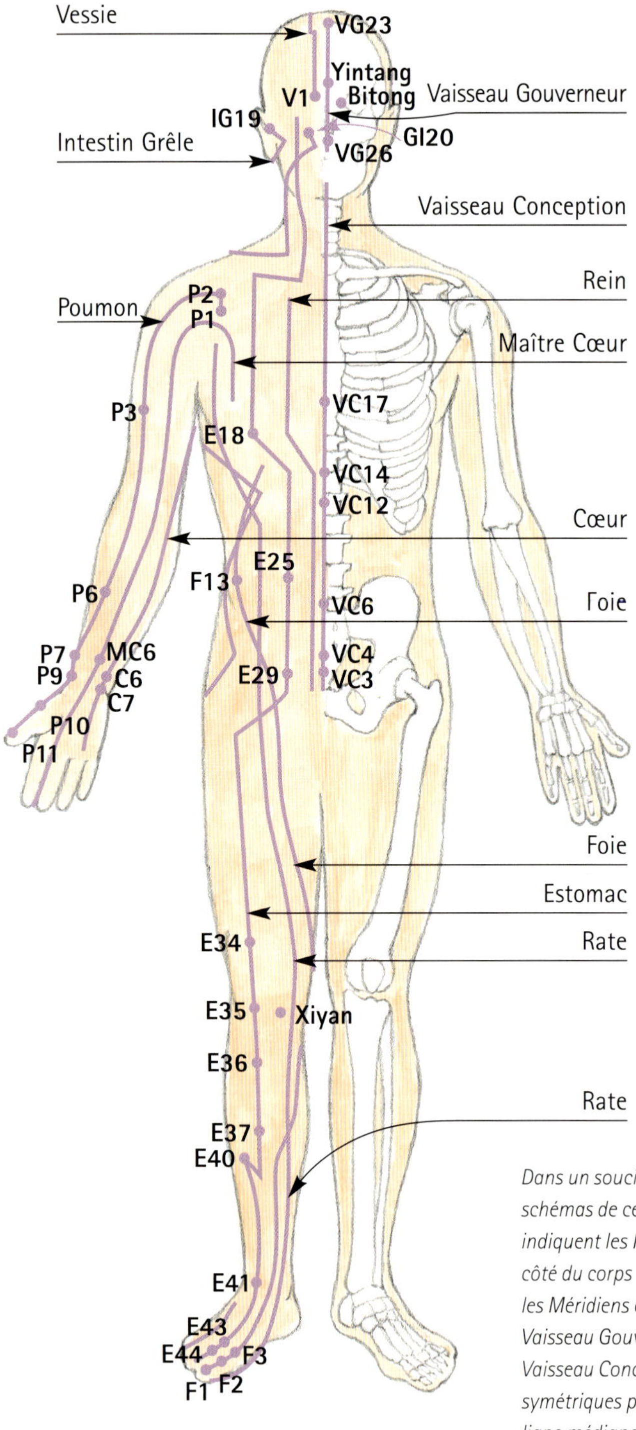

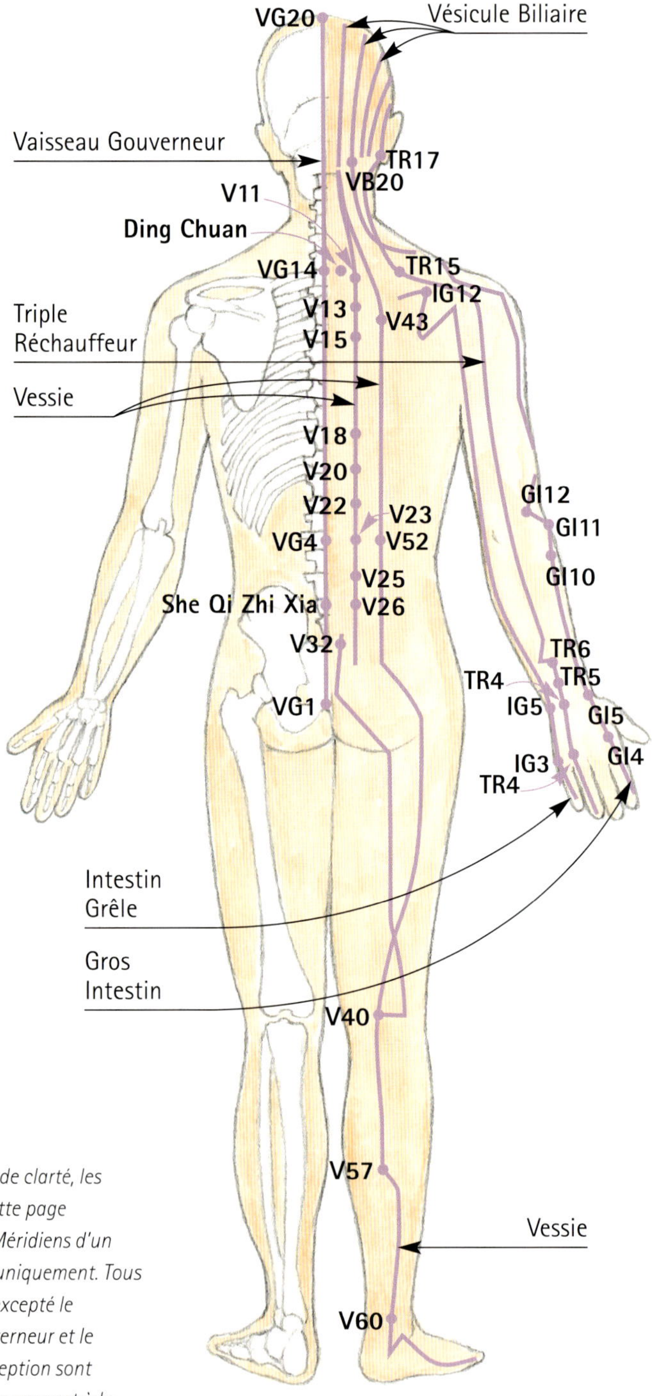

Dans un souci de clarté, les schémas de cette page indiquent les Méridiens d'un côté du corps uniquement. Tous les Méridiens excepté le Vaisseau Gouverneur et le Vaisseau Conception sont symétriques par rapport à la ligne médiane. Vous trouverez les mêmes points situés aux mêmes endroits sur le côté opposé du corps.

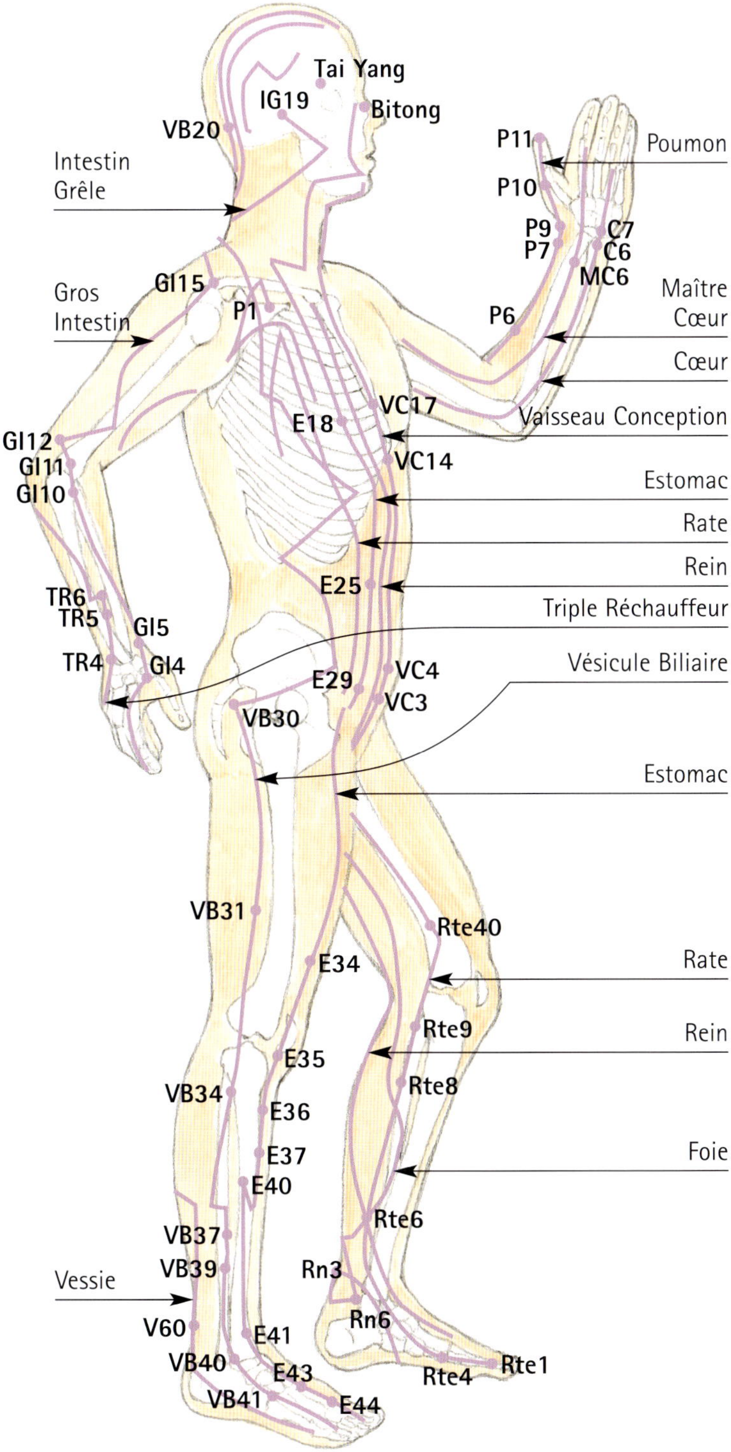

Numérotation des points

Chaque Méridien est plus Yin ou plus Yang (voir p. 21). La numérotation des points des Méridiens Yin commence au niveau des pieds et remonte étant donné que l'Énergie Yin vient de la terre. Les points situés sur les Méridiens Yang sont numérotés à partir de la tête étant donné que l'Énergie Yang vient du soleil.

Chaque Méridien dispose d'un réseau de connexions plus large avec les autres Méridiens. Les traitements présentés dans la seconde partie tiennent compte de ce réseau et conseillent le traitement des points les plus bénéfiques de par leurs connexions internes avec le réseau du Méridien.

Emplacement des points

Afin de localiser chaque point, lisez tout d'abord la description relative à la manière de le trouver dans le plan de traitement. Servez-vous ensuite des illustrations aux pages 24-27 pour vous faire une idée précise de la structure osseuse ainsi que du Résumé des pages 88-91 et des planches anatomiques afin de vous familiariser avec le squelette dans son ensemble.

Rythme horaire

L'ordre des Méridiens dans la Clé représente l'ordre dans lequel nous supposons que le Qi circule dans les Méridiens au cours d'un cycle de 24 heures. Le Qi circule le plus intensément dans le Méridien du Poumon entre 3 et 5 heures. Au cours de la journée, il circule par période de deux heures dans chacun des Méridiens l'un après l'autre, dans l'ordre suivant.

Clé	**P**	Poumon
	GI	Gros Intestin
	E	Estomac
	Rte	Rate
	C	Cœur
	IG	Intestin grêle
	V	Vessie
	Rn	Rein
	MC	Maître Cœur
	TR	Triple Réchauffeur
	VB	Vésicule Biliaire
	F	Foie
	VC	Vaisseau Conception
	VG	Vaisseau Gouverneur

Les principaux points de digitopuncture

Il y a plus de 660 points de pression, parmi lesquels 365 sont situés sur les Méridiens principaux représentés aux pages 22-23. 97 de ces points sont expliqués dans la seconde partie, Traitement des maux courants. Les 12 points de pression présentés dans les quatre pages suivantes sont ceux le plus couramment utilisés dans cet ouvrage. Ils ont des connexions très importantes et profondes au sein du réseau du Méridien, ce qui les rend particulièrement efficaces. Une pression appliquée sur ces points a des effets durables. La manière d'appliquer une pression est décrite page 29.

Afin de vous aider à localiser les principaux points de pression, les illustrations ci-dessous indiquent les positions des structures osseuses. En utilisant ces illustrations ainsi que celles des principaux Méridiens (pages 22-23) vous devriez vous repérer facilement parmi les principaux points de pression.

AVERTISSEMENT N'utilisez jamais les points GI4 et Rte6 au cours de la grossesse, cela risque de provoquer une fausse couche.

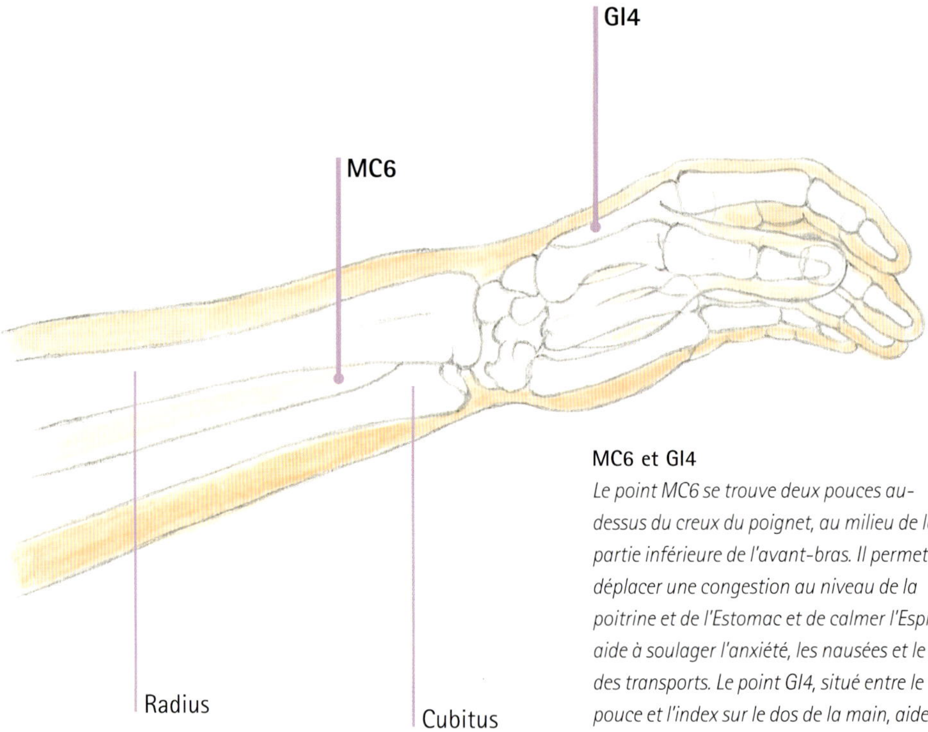

MC6 et GI4

Le point MC6 se trouve deux pouces au-dessus du creux du poignet, au milieu de la partie inférieure de l'avant-bras. Il permet de déplacer une congestion au niveau de la poitrine et de l'Estomac et de calmer l'Esprit. Il aide à soulager l'anxiété, les nausées et le mal des transports. Le point GI4, situé entre le pouce et l'index sur le dos de la main, aide au bon fonctionnement de l'intestin, disperse le vent et aide le Poumon à amener le Qi à la surface du corps. Il est utile en cas de mal de tête, mal de dents, sinusite, refroidissement et douleur dans le haut du corps.

AVERTISSEMENT N'utilisez jamais le point GI4 au cours de la grossesse.

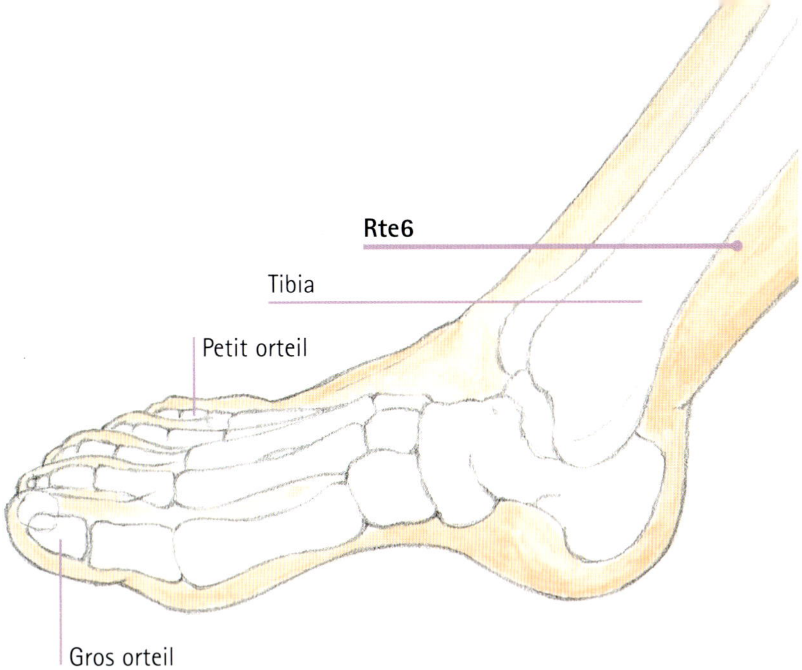

Rte6

Ce point se trouve quatre doigts au-dessus de l'os de la cheville, du côté interne de la jambe, à l'arrière du tibia. Il est relié aux Méridiens du Foie et du Rein et permet de fortifier les Méridiens Yin des jambes. Il permet également de stimuler la circulation et la production de Qi et de Sang et d'éliminer l'Humidité. Il est indiqué en cas de mauvaise digestion, de problèmes liés aux règles, de stérilité, de travail difficile, d'insomnie et d'anémie.

AVERTISSEMENT N'utilisez jamais le point Rte6 au cours de la grossesse.

VB34, E36 et F3

Le point VB34 se trouve dans la fossette, sur le côté externe de la jambe, sous l'articulation du genou, en face et sous le début du péroné. Ce point est indiqué en cas de problèmes liés aux muscles et aux tendons. Il permet de calmer le Foie et de supprimer la Chaleur Humide des Méridiens du Foie et de la Vésicule Biliaire. Le point E36 se situe 4 doigts sous la rotule, à l'extérieur du tibia. Il permet d'équilibrer l'Estomac et la Rate et de réguler le Qi et le Sang. Il est indiqué en cas de mauvaise digestion, maux de tête, anxiété, douleurs dans les jambes et mauvaise circulation. Le point F3 se situe sur le haut du pied, dans le sillon entre le premier et le deuxième orteil, à l'endroit où les os se rejoignent. Il permet de réguler le Foie afin de faciliter une bonne circulation du Qi et du Sang. Il aide également le Foie à stocker le Sang. Il permet de traiter les migraines, les problèmes liés aux règles, les troubles digestifs, l'irritabilité et l'insomnie.

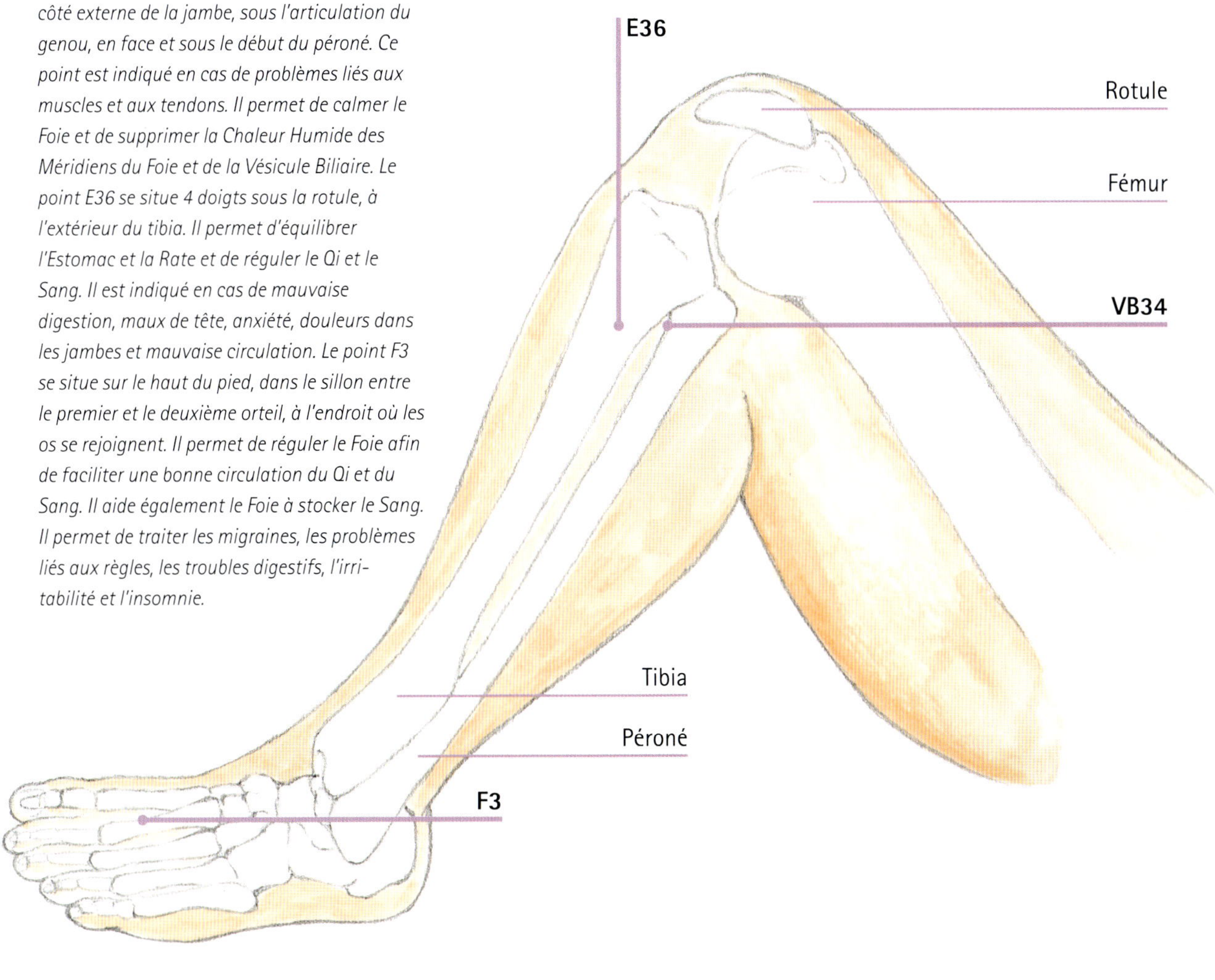

VC4 et VC6

Le point VC4 se trouve 4 doigts sous l'ombilic, sur la ligne médiane de l'abdomen. Il est relié aux Méridiens du Foie, de la Rate et du Rein, ainsi qu'au Vaisseau Conception. Il permet de revigorer, le Sang de réguler le cycle, il est indiqué en cas de faiblesse physique et de troubles liés au cycle. Le point VC6, situé 2 doigts sous l'ombilic sur la ligne médiane de l'abdomen, permet de réguler la circulation du Qi et de supprimer l'Humidité. Ce point est indiqué en cas de faiblesse physique. Nous vous conseillons également de le chauffer tous les jours à l'aide d'un bâton d'encens (voir p. 29) et d'y projeter vos pensées, 3 cm sous la peau.

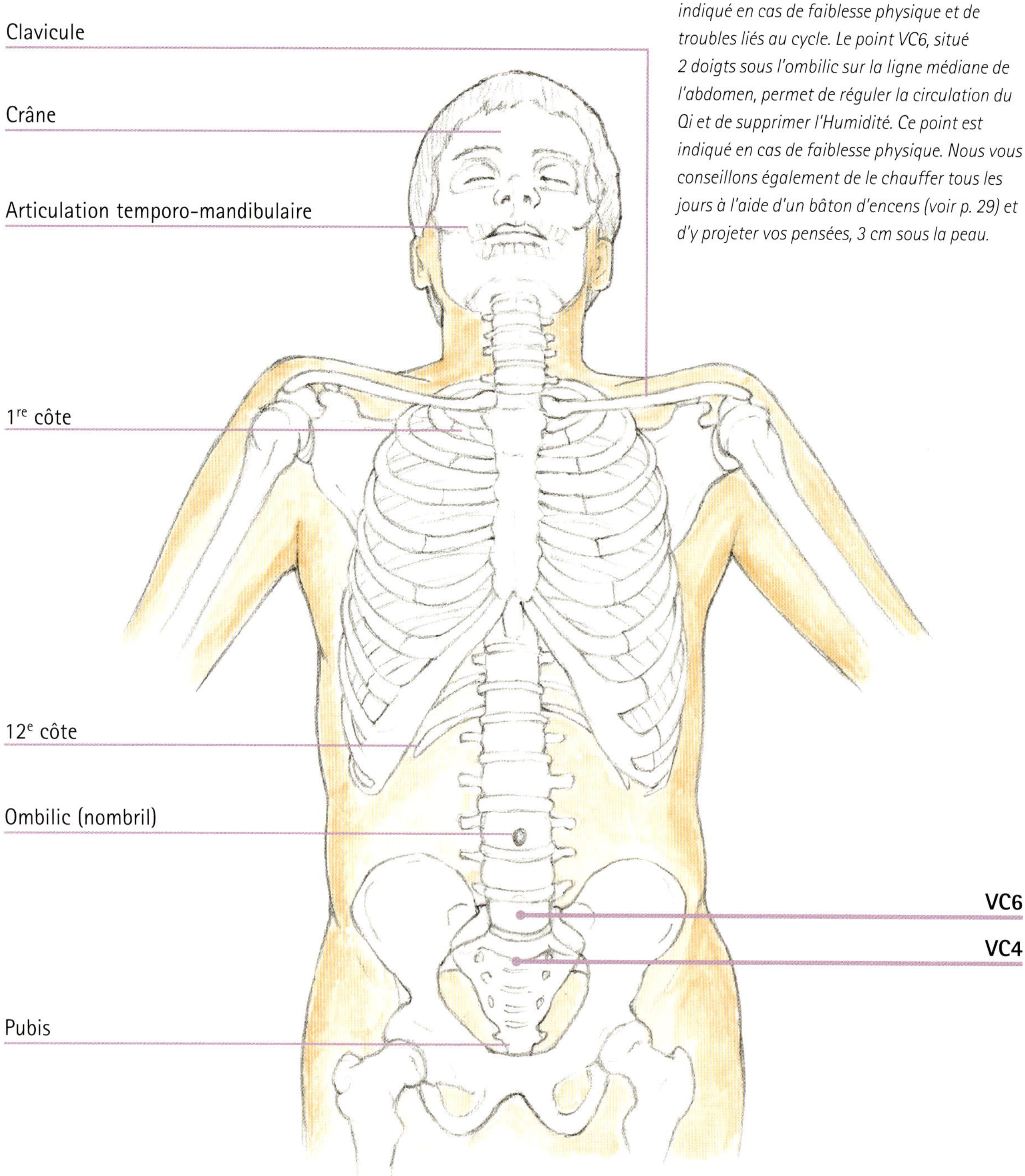

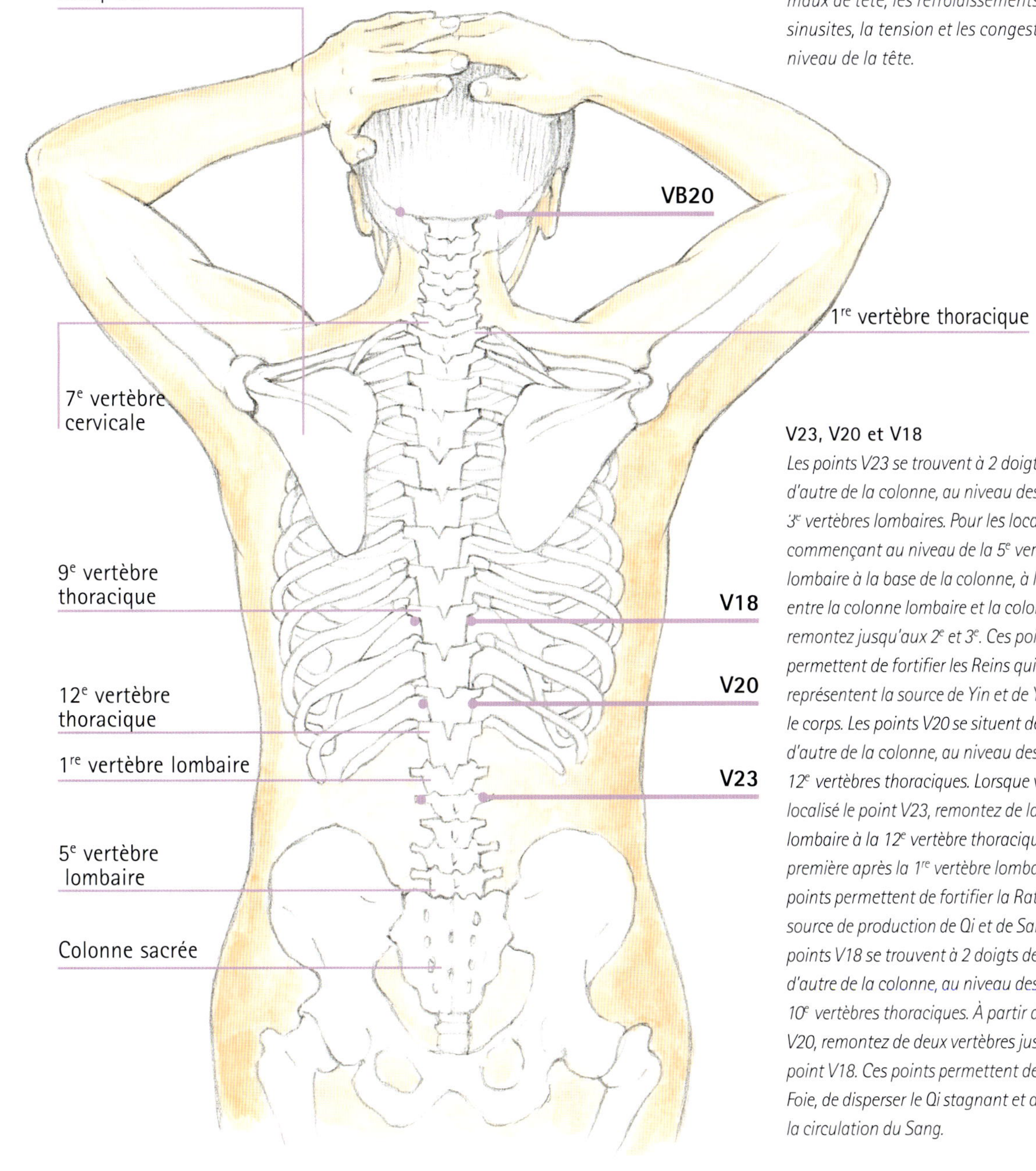

VB20

Le point VB20 se trouve à la base du crâne dans le creux entre les muscles avant et arrière du cou, derrière la proéminence osseuse à l'arrière de l'oreille. Ce point permet de chasser le Vent, de calmer le Qi du Foie et de disperser le Qi stagnant au niveau de la tête. Il est utilisé dans le traitement des maux de tête, les refroidissements, les sinusites, la tension et les congestions au niveau de la tête.

V23, V20 et V18

Les points V23 se trouvent à 2 doigts de part et d'autre de la colonne, au niveau des 2e et 3e vertèbres lombaires. Pour les localiser, en commençant au niveau de la 5e vertèbre lombaire à la base de la colonne, à la jonction entre la colonne lombaire et la colonne sacrée, remontez jusqu'aux 2e et 3e. Ces points permettent de fortifier les Reins qui représentent la source de Yin et de Yang dans le corps. Les points V20 se situent de part et d'autre de la colonne, au niveau des 11e et 12e vertèbres thoraciques. Lorsque vous avez localisé le point V23, remontez de la 2e vertèbre lombaire à la 12e vertèbre thoracique, qui est la première après la 1re vertèbre lombaire. Ces points permettent de fortifier la Rate qui est la source de production de Qi et de Sang. Les points V18 se trouvent à 2 doigts de part et d'autre de la colonne, au niveau des 9e et 10e vertèbres thoraciques. À partir du point V20, remontez de deux vertèbres jusqu'au point V18. Ces points permettent de réguler le Foie, de disperser le Qi stagnant et de favoriser la circulation du Sang.

Préparation pour le traitement

Afin que le traitement de digitopuncture soit efficace, il est important que vous-même et le patient vous sentiez bien et détendus. Si vous êtes tendu, le patient va ressentir votre tension et sera tendu à son tour.

Pour vous détendre, concentrez-vous sur la détente de votre abdomen, en ressentant son expansion normale et sa contraction lorsque vous respirez naturellement. Lorsque votre abdomen est détendu, les autres tensions présentes dans votre corps disparaissent.

Il est préférable que le praticien ainsi que le patient portent des vêtements amples (voir p. 5 et 9) et que le patient soit allongé sur un tapis au sol (voir p. 9).

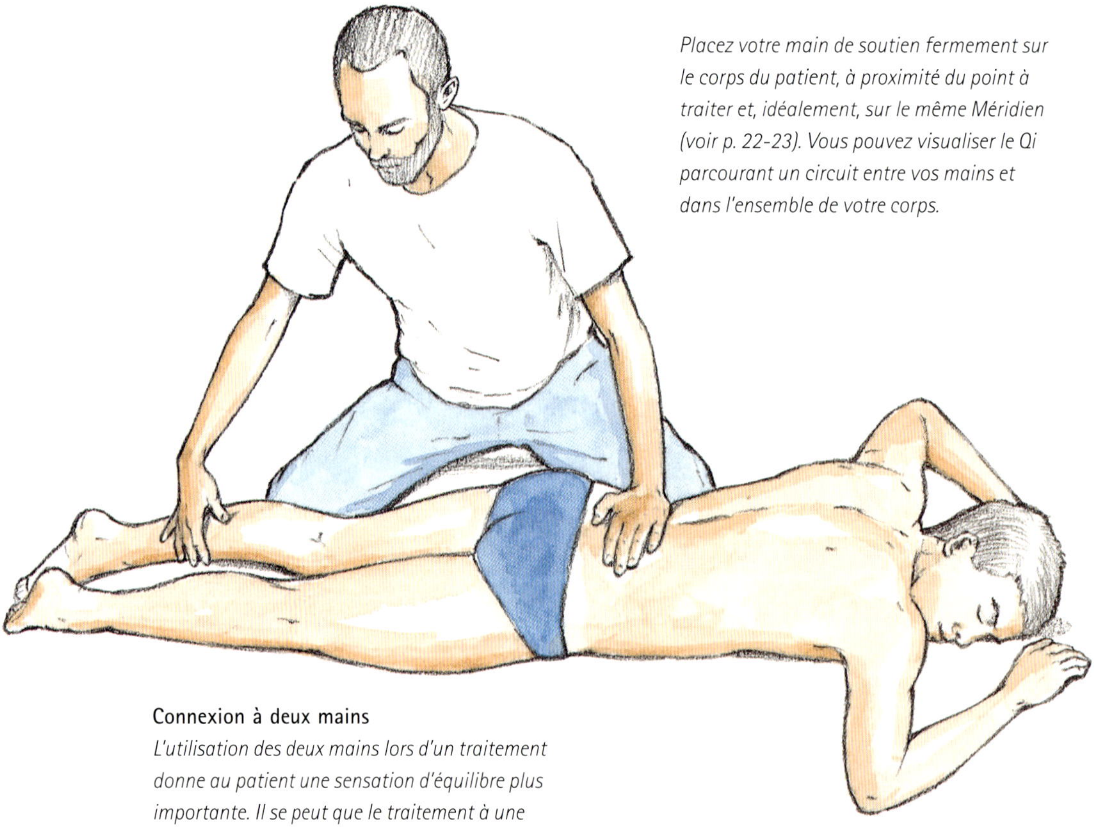

Placez votre main de soutien fermement sur le corps du patient, à proximité du point à traiter et, idéalement, sur le même Méridien (voir p. 22-23). Vous pouvez visualiser le Qi parcourant un circuit entre vos mains et dans l'ensemble de votre corps.

Connexion à deux mains

L'utilisation des deux mains lors d'un traitement donne au patient une sensation d'équilibre plus importante. Il se peut que le traitement à une main soit perçu comme intrusif.

D'une manière générale, essayez de garder plusieurs points de contact avec votre patient, de manière à ce que l'ensemble du corps soit impliqué dans le traitement et non pas une partie isolée. Si vous êtes par exemple à genoux à côté du patient, placez votre genou contre lui, à condition que cela ne vous gêne pas pour votre propre position.

Techniques de stimulation des points de pression

Il existe trois techniques de stimulation des points de pression – tonifier, disperser et calmer – chacune décrite ci-dessous. Elles permettent toutes de restaurer l'équilibre et de fortifier le flux du Qi.

La règle générale est la suivante : tonifier le Qi faible, disperser le Qi bloqué ou « stagnant » et calmer le Qi trop actif. Les plans de traitement de la seconde partie expliquent dans chaque cas s'il convient de tonifier, calmer ou disperser. Pour localiser les points de pression, suivez les instructions données à chaque page de traitement. Vous pouvez également vous reporter au Résumé des points pages 88-91 et aux illustrations des principaux points pages 24-27.

Détendez vos bras et appuyez-vous sur les points afin d'appliquer une pression. Il se peut que les points que vous traitez soient sensibles, mais le traitement ne doit pas être douloureux. Laissez vous guider par la personne que vous traitez pour la pression que vous appliquez.

Afin que le traitement soit le plus bénéfique possible, il convient de traiter les points du côté droit et gauche. En cas de problèmes localisés, par exemple des blessures à des endroits particuliers du corps, concentrez-vous principalement sur le côté atteint.

En cas de problèmes chroniques (de longue durée), traitez les points tous les deux jours. En cas de problèmes aigus (de courte durée), traitez les points deux fois par jour. Poursuivez les traitements jusqu'à disparition des symptômes.

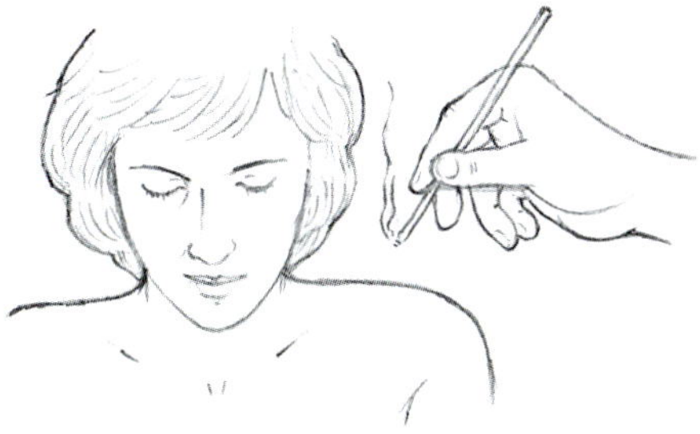

Chauffer à l'aide d'un bâtonnet d'encens

Il s'agit d'une technique de tonification. Tenez le bâtonnet incandescent à 2 cm du point de pression jusqu'à ce que le point devienne chaud. Cette chaleur doit rester supportable.

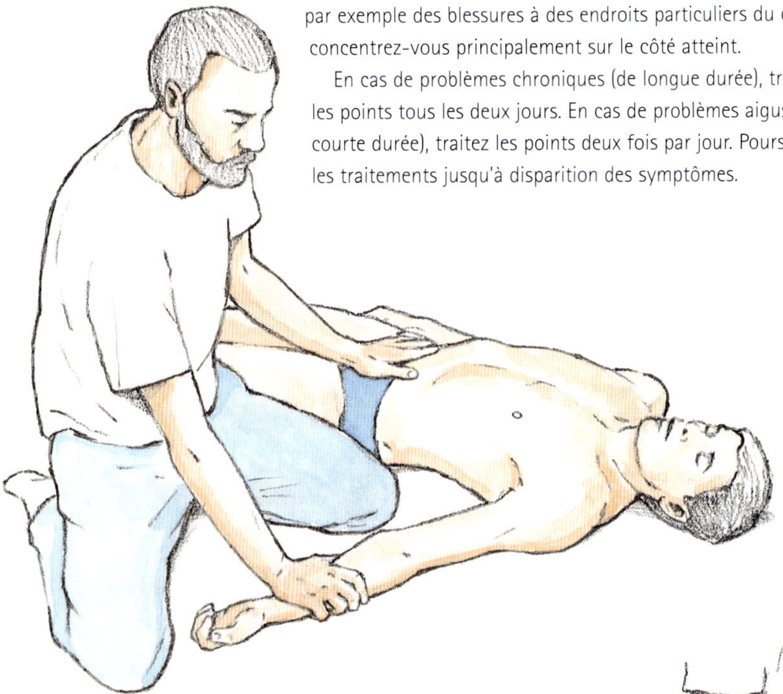

Calmer

Servez-vous de votre paume afin de couvrir le point ou appliquez une légère pression tout en bougeant, par exemple un léger mouvement glissé pendant environ 2 minutes.

Tonifier et disperser

Pour tonifier le Qi à un point de pression, appliquez une pression fixe avec votre pouce ou du bout du doigt, perpendiculairement au point, et maintenez-la pendant environ 2 minutes. Pendant ce mouvement, imaginez le point de pression en forme de vase se remplir de Qi (voir p. 20). Dans certains traitements de tonification, il est conseillé d'utiliser le coude ou l'ongle du pouce (voir p. 49) afin d'appliquer une pression plus importante. Afin de disperser le Qi à un point de pression, appliquez une pression à l'aide de votre pouce ou du bout de votre doigt en l'accompagnant d'un mouvement circulaire, ou essayez de reproduire un mouvement de pompage du point pendant environ 2 minutes. Ceci permet de favoriser une circulation fluide du Qi dans les Méridiens.

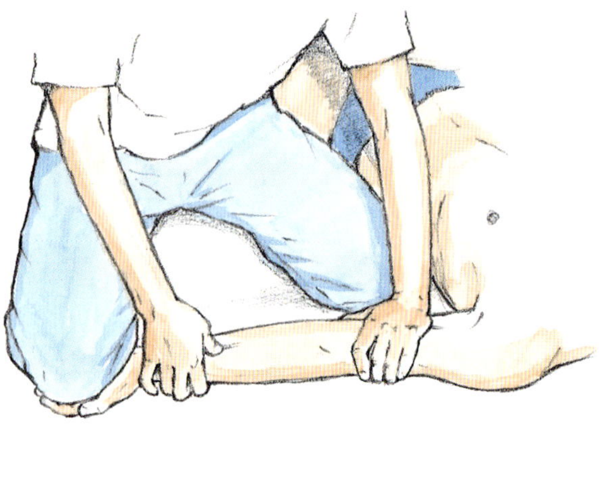

Plantes et essences

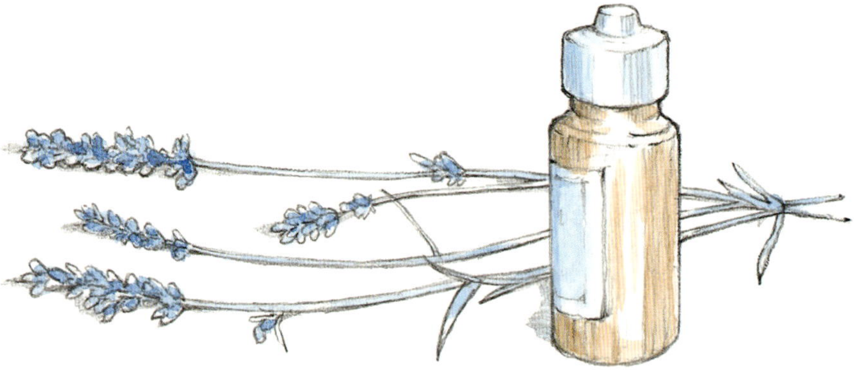

Des préparations simples à base de plantes et d'essences peuvent compléter et augmenter les effets de votre traitement de digitopuncture. Le traitement chinois traditionnel comprend souvent des plantes chinoises. Les plantes et les essences conseillées dans cet ouvrage sont celles utilisées dans la phytothérapie occidentale et se trouvent facilement. Des plantes et essences particulières sont conseillées pour chaque traitement dans la seconde partie de cet ouvrage.

Comment les utiliser

Les plantes ainsi que les essences peuvent être utilisées dans les bains ou en compresses. Vous pouvez également utiliser les plantes sous forme de tisanes et de cataplasmes et les essences en massage et inhalations. Les instructions relatives aux différentes préparations sont données ci-contre. Les essences ne doivent pas être ingérées. Les compresses ainsi que les cataplasmes permettent de traiter les problèmes externes et internes : appliquez-les sur la zone à traiter pendant 15 à 20 minutes. Renouvelez ce traitement une fois par jour pour les problèmes chroniques ou deux fois par jour pour les problèmes aigus. Les tisanes à base de plantes sont particulièrement indiquées en cas de problèmes d'origine interne. Toutes les plantes conseillées dans cet ouvrage peuvent être consommées sous forme de tisanes. Si un mélange de plantes s'avère mauvais au goût, essayez d'en supprimer certaines. Les préparations de plantes ou d'essences pour le bain, utilisées pendant 15 à 20 minutes une ou deux fois par jour, peuvent être salutaires pour le traitement de problèmes internes et externes.

Lorsqu'un traitement à base de sels est conseillé, testez l'âcreté du mélange en le sentant d'abord vous-même. Des sels anciens peuvent avoir une odeur trop âcre : laissez-les à 5 cm du patient.

Utilisez les plantes et les essences prudemment ; leurs effets peuvent être aussi importants que n'importe quel autre médicament. Consultez un praticien qualifié avant d'administrer des plantes et des essences à des enfants. Des avertissements supplémentaires sont également donnés concernant l'emploi de certaines plantes et essences au cours de la grossesse en raison d'un risque de fausse couche. Ces avertissements sont clairement indiqués à chaque fois que l'utilisation de plantes et d'essences est conseillée.

Plantes

Vous pouvez utiliser des plantes séchées sous forme de tisanes, bains, compresses ou cataplasmes. Ces traitements sont tous légers, simples et se préparent en toute sécurité. Lorsqu'il est conseillé d'utiliser des plantes, mélangez jusqu'à quatre des plantes conseillées en quantité égale.

Tisanes

Pour un mélange de feuilles et de fleurs, utilisez une cuillère à thé de mélange de plantes par tasse d'eau bouillante. Couvrez et laissez infuser 5 à 10 minutes. Si vous utilisez des racines ou des écorces écrasées, faites bouillir une cuillère à thé par tasse pendant 10 à 15 minutes. Filtrez et ajoutez du miel si vous le souhaitez – n'ajoutez jamais de lait ou de sucre. Buvez une tasse de tisane trois fois par jour jusqu'à disparition du problème.

Cataplasmes

Mélangez des plantes réduites en poudre en quantité égale, suffisante pour couvrir la zone à traiter, à de l'eau jusqu'à obtention d'une pâte. Étalez cette pâte sur une gaze stérile et placez une seconde gaze par-dessus. Appliquez le cataplasme aussi chaud que possible. Lorsque celui-ci refroidit, renouvelez l'opération avec d'autres gazes stériles.

Bains

Préparez les plantes de la même manière que pour les tisanes et ajoutez le liquide à l'eau du bain.

Compresses

Préparez les plantes de la même manière que pour les tisanes. Imprégnez une gaze stérile de liquide et appliquez-la immédiatement. Lorsque la compresse refroidit, renouvelez l'opération avec une autre gaze.

Essences

Vous pouvez utiliser des huiles essentielles pour un massage, une inhalation ou dans des bains et des compresses. N'utilisez jamais les huiles essentielles pures. Mélangez-les à une huile de base pour les massages ou à de l'eau pour les bains, les compresses et les inhalations. Dans le cas d'un massage, mélangez 5 à 10 gouttes de chaque huile essentielle (4 au maximum) avec 50 ml d'huile de base. Les huiles de germes de blé, d'avocat, d'amande douce et de tournesol sont de bonnes bases. L'huile de base doit être 100 % pure et non raffinée. Mélangez 50 ml à la fois ; le mélange se conserve un ou deux mois dans un endroit frais et à l'abri de la lumière.

Massage

Appliquez l'huile en massage sur la zone atteinte et les points de pression suggérés.

Bains

Ajoutez 7 gouttes d'essence au maximum dans l'eau de votre bain.

Compresses

Ajoutez 2 à 3 gouttes de chaque huile (7 gouttes au maximum) à 100 ml d'eau chaude. Trempez un morceau de coton propre dans le liquide et appliquez-le chaud. Lorsque la compresse refroidit, renouvelez l'opération avec un autre morceau de coton.

Inhalation

Ajoutez 2 à 3 gouttes de chaque huile (5 gouttes au maximum) dans un bol d'eau chaude. Placez-le à côté de votre chaise ou de votre lit.

Techniques d'ouverture de Méridien

Vous pouvez améliorer votre traitement de digitopuncture en « ouvrant » le Méridien que vous allez traiter – en le rapprochant de la surface du corps. Pour ce faire, consultez tout d'abord le plan de traitement (voir p. 15) pour voir les Méridiens sur lesquels vous allez travailler.

Pour ouvrir un Méridien, en tant que personne qui effectue le traitement, vous devez demander au patient d'adopter la bonne position, comme indiqué ci-dessous et au cours des trois pages suivantes. Certains Méridiens sont plus facilement ouverts en déplaçant le bras (voir ci-dessous), d'autres réagissent plus à un mouvement de la jambe (voir p. 34-35). Placez vos mains comme le montrent les illustrations de manière à ce qu'elles soient un soutien ferme dans cette position.

Cette technique d'ouverture des Méridiens permet de travailler plus facilement sur les points de digitopuncture et les rend plus réceptifs au traitement. Plusieurs de ces techniques étirent également les tissus par lesquels passent les Méridiens, ce qui permet de débloquer le Qi et de le rendre plus fluide. Si le patient est à l'aise dans la position indiquée, il peut rester ainsi pendant la durée du traitement. Si au contraire il ne se sent pas à l'aise, le fait de rester dans la position pendant deux ou trois secondes avant de changer permet d'ouvrir le Méridien et de rendre votre traitement plus efficace.

Lorsque vous travaillez sur plus d'un Méridien, vous pouvez soit d'abord ouvrir les Méridiens et traiter ensuite l'ensemble des points, soit ouvrir un Méridien à la fois et travailler uniquement celui-ci avant de passer au second, etc. Choisissez ce qui vous semble le plus pratique et le plus confortable pour vous-même et le patient.

POSITIONS DU BRAS

Un mouvement du bras est le meilleur moyen d'ouvrir les Méridiens indiqués pages 32 et 33, c'est à cet endroit qu'ils sont le plus accessibles. Pour les positions du bras, placez votre main doucement mais fermement sur l'épaule du patient afin de l'aider à relâcher la tension au niveau des bras et à se détendre pendant le traitement.

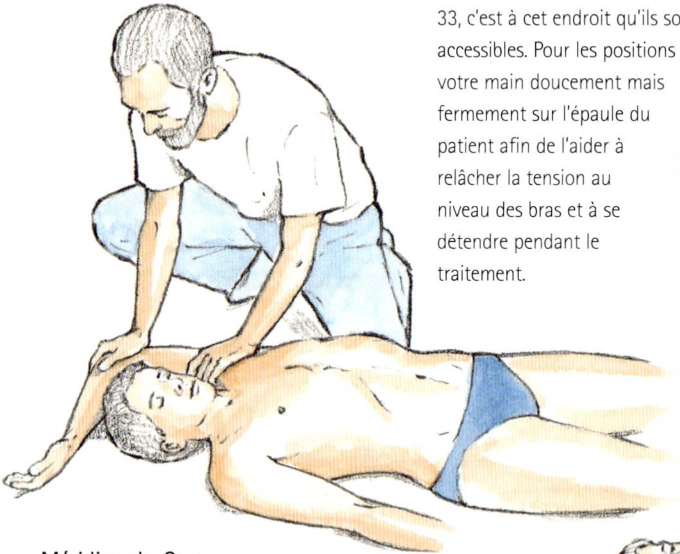

Méridien du Cœur
Patient : *étirez le bras gauche vers le haut et pliez le coude de manière à ce que l'avant-bras soit au-dessus de la tête.*
Vous : *placez vos mains sur le coude et l'épaule.*

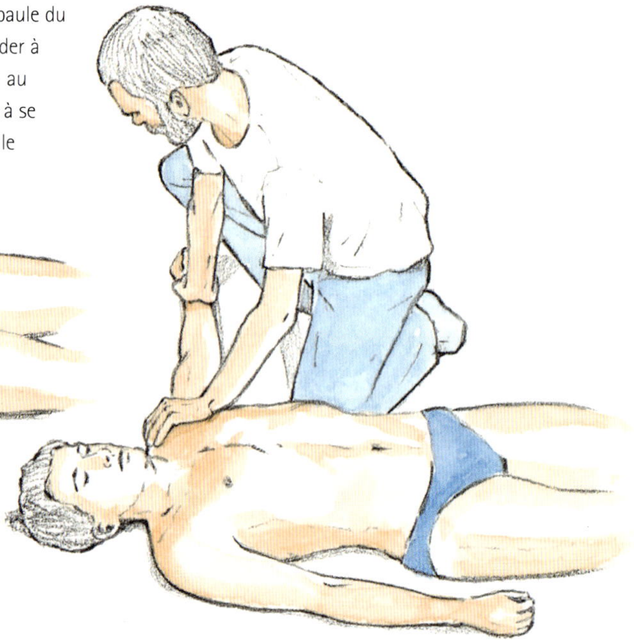

Méridien Maître Cœur
Patient : *étirez le bras gauche vers l'extérieur, la paume vers le haut, à angle droit du corps.*
Vous : *placez vos mains sur l'épaule et le poignet.*

Méridien du Poumon
Patient : *étirez le bras gauche vers l'extérieur, la paume vers le haut, en formant un angle de 45° avec le corps.*
Vous : *placez vos mains sur l'épaule et le poignet.*

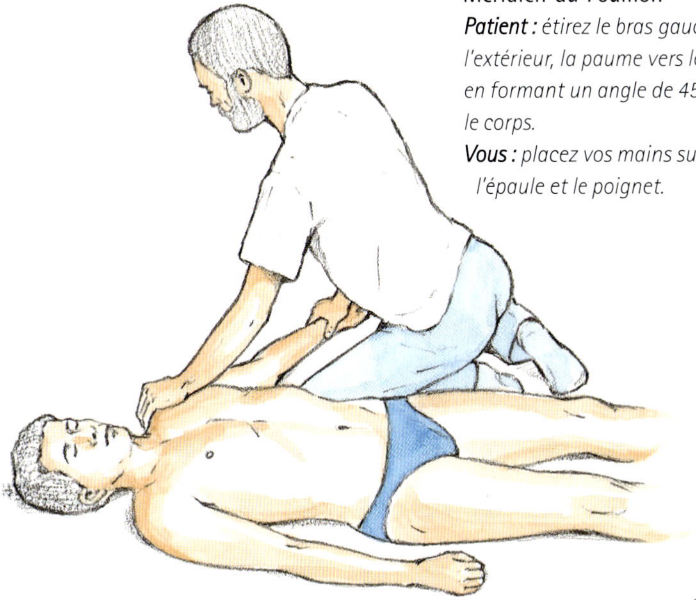

Méridien Triple Réchauffeur
Patient : *pliez le coude gauche à angle droit, de manière à ce que l'avant-bras soit sur l'abdomen.*
Vous : *placez vos mains sur l'épaule et le coude.*

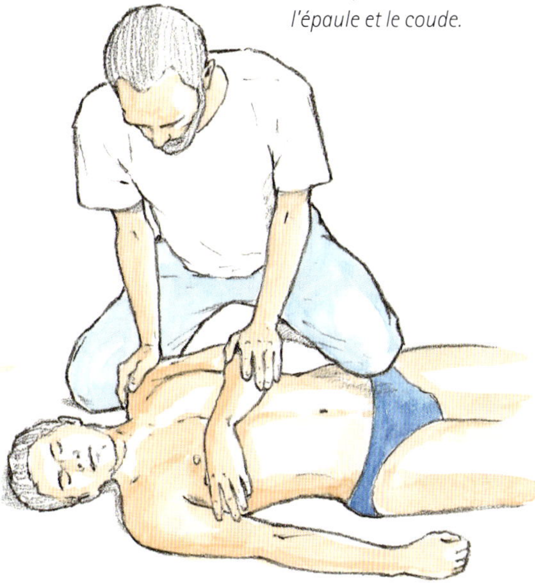

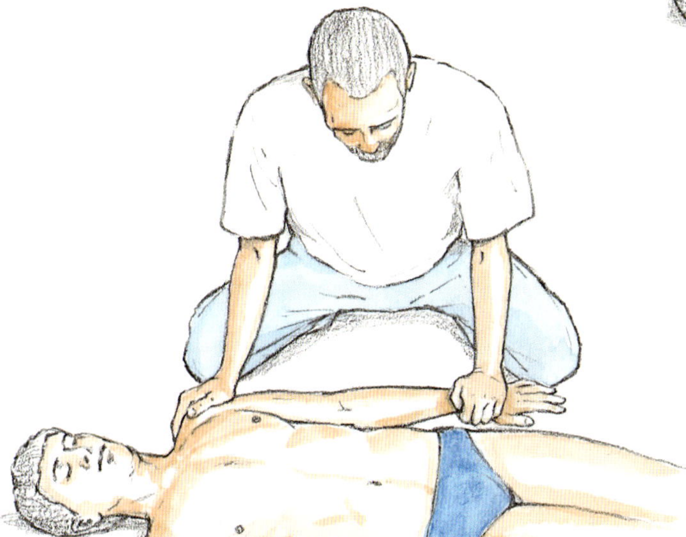

Méridien du Gros Intestin
Patient : *allongez le bras gauche, paume vers le sol, à côté du corps.*
Vous : *placez vos mains sur l'épaule et le poignet.*

Méridien de l'Intestin Grêle
Patient : *placez le bras gauche sur la poitrine, la main gauche sur l'épaule droite.*
Vous : *placez votre genou droit sur la partie inférieure de l'abdomen et vos mains sur l'épaule et le coude.*

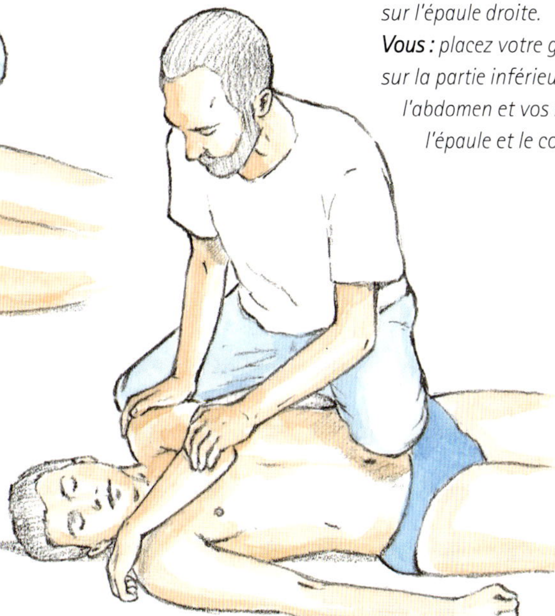

POSITIONS DE LA JAMBE

Les Méridiens de la Rate, du Foie, du Rein, de la Vessie, de la Vésicule Biliaire et de l'Estomac s'ouvrent mieux par des mouvements de la jambe.

Si le fait de bouger la jambe provoque un soulèvement du bassin, placez votre main doucement sur la hanche du patient afin de maintenir le bassin au sol. Sinon, placez votre main sur l'abdomen.

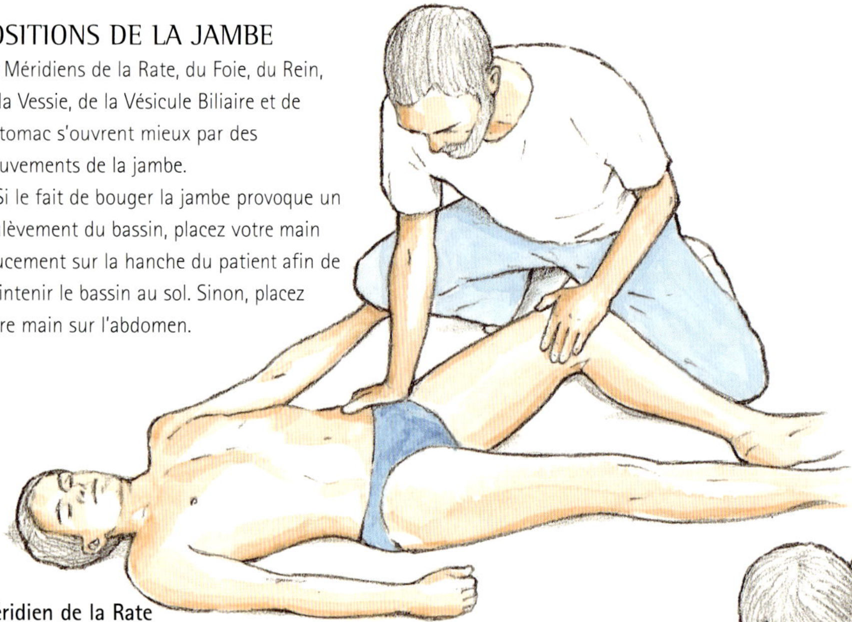

Méridien de la Rate

Patient : *placez la plante du pied gauche contre la cheville droite de manière à ce que la jambe gauche soit légèrement pliée vers l'extérieur.*

Vous : *placez vos mains sur le genou et la hanche.*

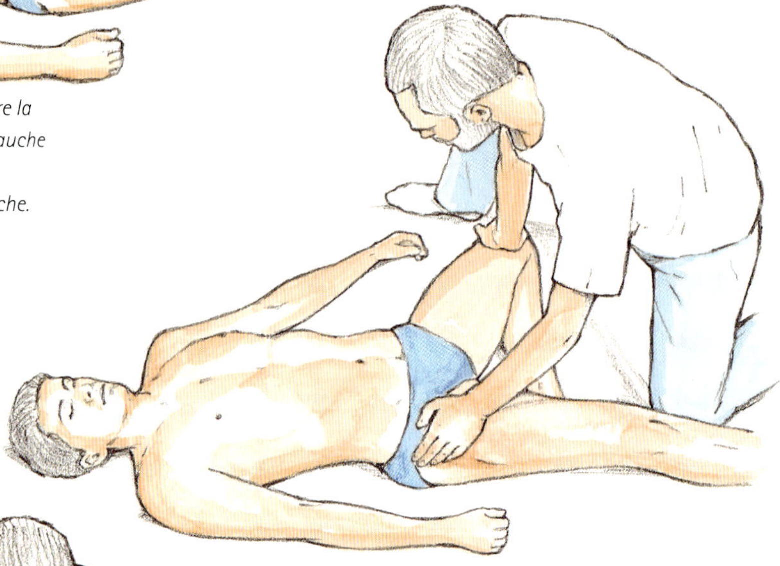

Méridien du Foie

Patient : *placez la plante du pied gauche contre l'intérieur de la cuisse droite de manière à ce que la jambe gauche soit légèrement pliée vers l'extérieur.*

Vous : *placez vos mains sur la hanche droite afin qu'elle ne se soulève pas et sur le genou gauche.*

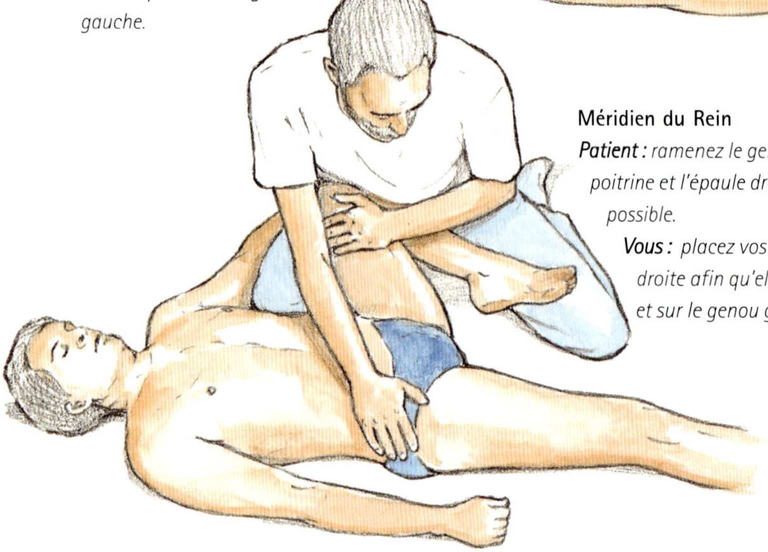

Méridien du Rein

Patient : *ramenez le genou gauche vers la poitrine et l'épaule droite, autant que possible.*

Vous : *placez vos mains sur la hanche droite afin qu'elle ne se soulève pas et sur le genou gauche..*

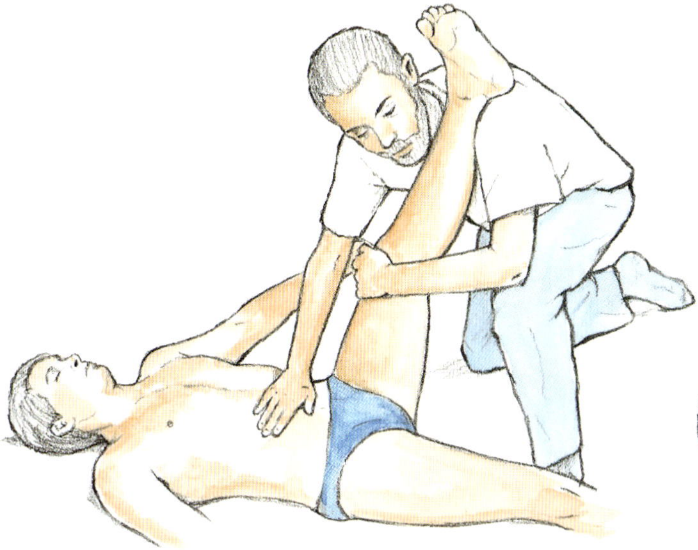

Méridien de la Vessie
Patient : *étirez la jambe gauche tout droit vers le haut.*
Vous : *faites reposer la jambe gauche sur votre épaule et placez une main sur l'abdomen.*

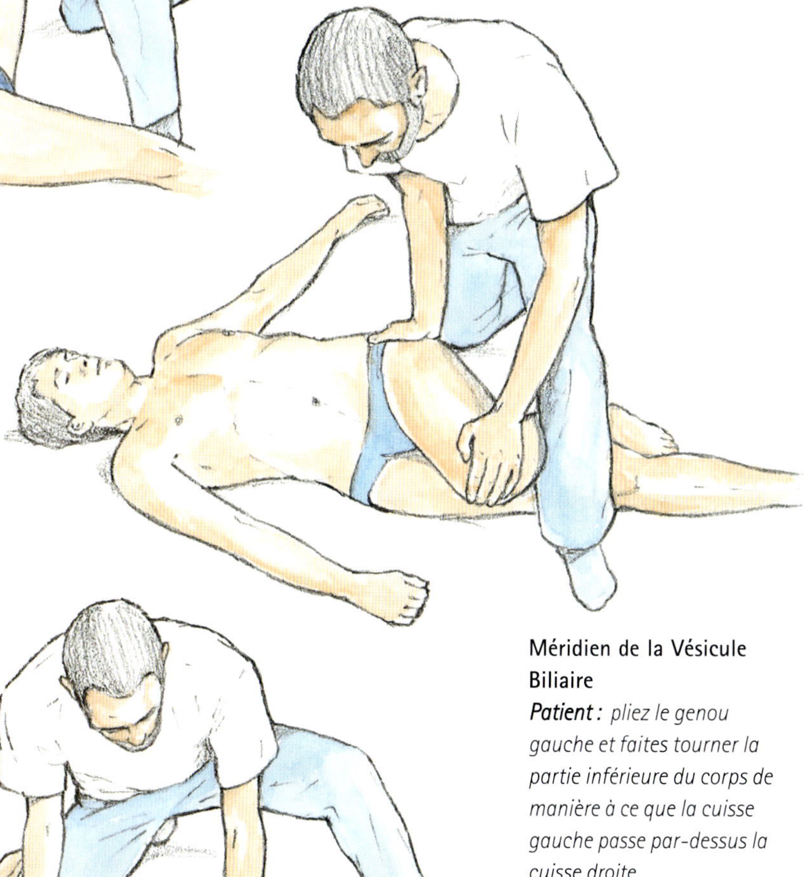

Méridien de la Vésicule Biliaire
Patient : *pliez le genou gauche et faites tourner la partie inférieure du corps de manière à ce que la cuisse gauche passe par-dessus la cuisse droite.*
Vous : *placez vos mains sur le haut de la cuisse gauche et le genou.*

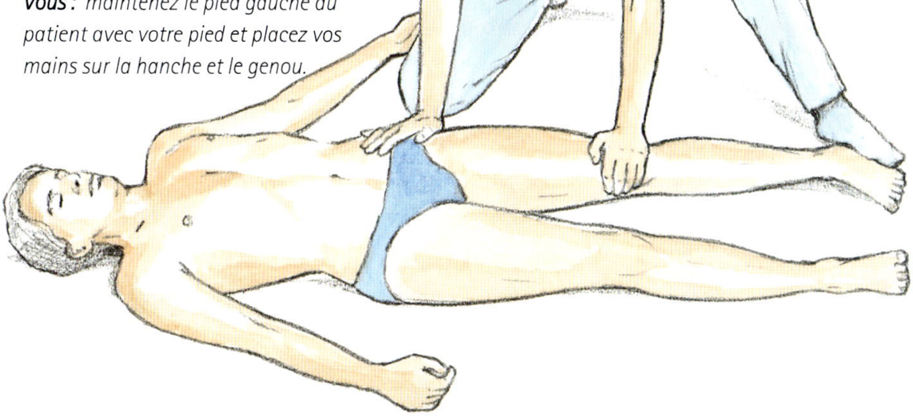

Méridien de l'Estomac
Patient : *faites tourner la jambe gauche en tournant le pied gauche vers le pied droit.*
Vous : *maintenez le pied gauche du patient avec votre pied et placez vos mains sur la hanche et le genou.*

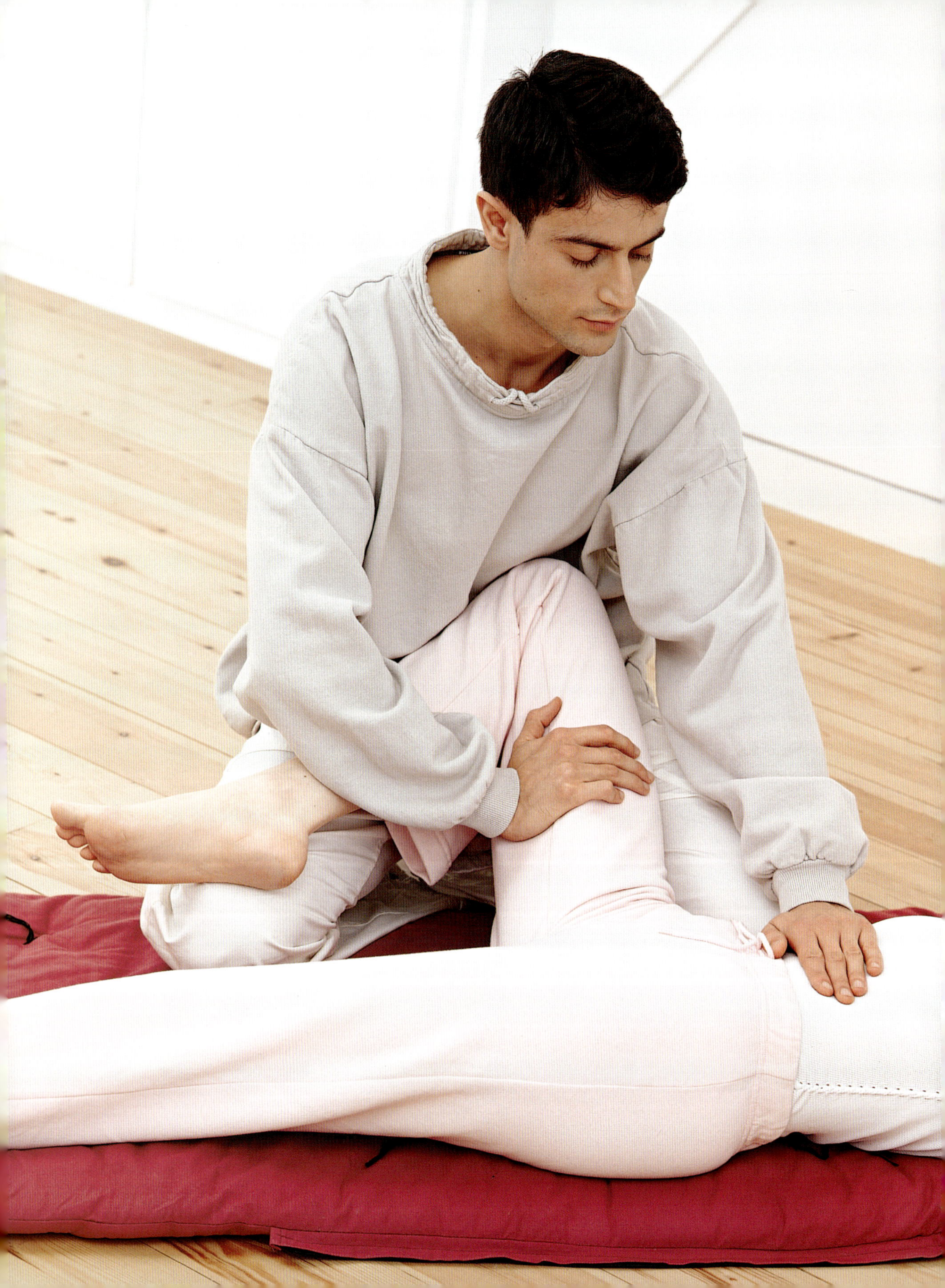

Seconde partie

TRAITEMENT DES MAUX COURANTS

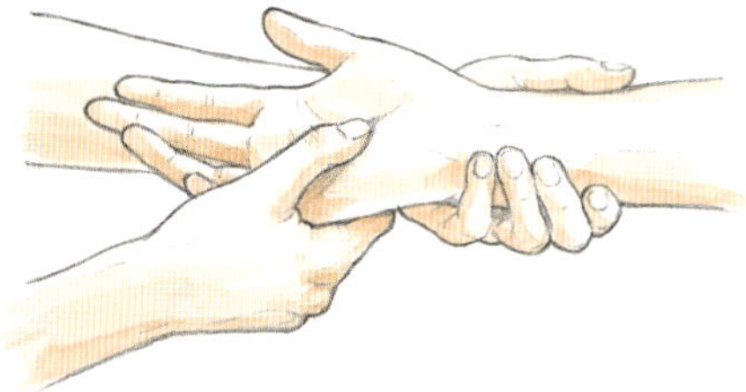

Cette partie comprend les plans de traitement pour les maux courants, regroupés par endroits où se localisent les symptômes. Par exemple, les principaux symptômes de la bronchite sont localisés au niveau de la poitrine et du système respiratoire, le plan de traitement s'y rapportant se trouve sous « Respiration ». L'introduction de chaque paragraphe explique la vision orientale et occidentale du fonctionnement de chaque système et décrit les facteurs internes et externes, tels que le régime alimentaire et le style de vie, qui engendrent un déséquilibre.

Les symptômes de chaque problème sont décrits du point de vue de la médecine orientale et occidentale. Chaque plan de traitement décrit les principaux points à traiter, propose une illustration et une description de leur localisation et indique quelle technique de pression utiliser. Lorsque des points supplémentaires sont conseillés, ils sont indiqués sur de petits diagrammes en bas de page. Des plantes et des essences sont conseillées en complément de chaque traitement de digitopuncture, vous trouverez des détails relatifs à leur utilisation page 30. Certains points ne doivent pas être traités en cours de grossesse ou si vous souffrez d'hypo- ou d'hypertension artérielle. Vous trouverez des avertissements s'y rapportant chaque fois qu'un de ces points de pression est conseillé dans le traitement.

Dans le paragraphe Les principaux points de digitopuncture (p. 24-27), les 12 points les plus couramment utilisés dans les traitements sont indiqués sur des illustrations anatomiques détaillées ; les Méridiens sont représentés pages 22-23. Le Résumé des points aux pages 88-90 vous aide à localiser l'ensemble des points utilisés lors des traitements et les illustrations page 91 identifient les os mentionnés dans les instructions. Les techniques permettant de tonifier, calmer et disperser les points sont expliquées page 29.

Les problèmes ayant une répercussion sur la vitalité générale sont abordés en premier, viennent ensuite les problèmes dont les conséquences affectent les deux principaux systèmes du corps – le système immunitaire et le système nerveux. Nous traitons ensuite les problèmes touchant les autres systèmes : la respiration, la digestion, l'élimination, la circulation et enfin la reproduction. Les traitements suivants sont relatifs aux problèmes liés à la structure du corps – les os, les articulations, les muscles et les organes des sens (yeux et oreilles). Ces traitements sont plus localisés au niveau de la zone des symptômes. Par exemple, dans le cas d'une douleur à la cheville, le traitement consiste à disperser le point E41, qui se trouve à proximité de l'articulation de la cheville, et permet de déplacer le Qi et le Sang de cette zone.

Vitalité générale

Votre inspiration, votre motivation et votre appétit de la vie sont des indicateurs de votre force vitale. Notre monde moderne se montre très exigeant envers notre énergie et notre temps, ce qui entraîne une dépense de nos réserves internes jusqu'au risque éventuel de nous « épuiser ». Cela peut se manifester tout d'abord par une sensation de fatigue et évoluer ensuite en vertiges, syncopes et collapsus. Selon la médecine chinoise, notre vitalité dépend de l'équilibre du Qi, du Sang et de l'Esprit, tous trois influencés par notre mode de vie. La médecine occidentale, tout comme la médecine chinoise, insiste sur la nécessité d'un repos, d'exercice, d'une vie sociale et d'un régime alimentaire adaptés. La digitopuncture permet d'améliorer la circulation du Sang et du Qi afin de faire face aux pressions quotidiennes.

Reportez-vous page 30 si vous souhaitez des informations relatives à l'utilisation des plantes et des essences. Pour les techniques de stimulation des points de pression, voir page 29.

FATIGUE

En médecine chinoise, un syndrome de fatigue, de faiblesse générale, de pâleur et de faiblesse dans la voix représente une insuffisance de Qi. En médecine occidentale, cela est interprété comme une dépression légère. Dans ce cas, il est nécessaire de stimuler le Qi Yang réchauffant et de nourrir le Qi Yin. Les points les plus efficaces sont les points VG4 et VC4. La tonification des points E36, Rte6 et GI4 peut également être utile.

AVERTISSEMENT N'utilisez jamais les points Rte6 ou GI4 au cours de la grossesse.

Plantes *Ginseng à cinq folioles*
Essences *Lavande*

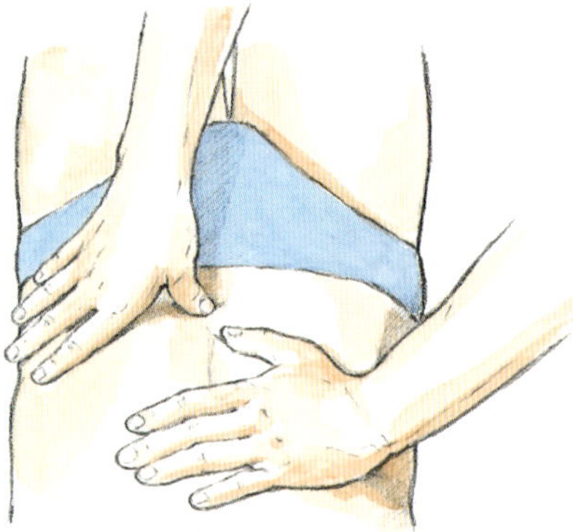

VC4

Ce point se situe 4 doigts sous l'ombilic, sur la ligne médiane de l'abdomen. Tonifiez ou chauffez-le à l'aide d'un bâtonnet d'encens (voir p. 29). Ce point est connecté au Foie, à la Rate et au Rein et permet de revigorer le Qi Yin du corps.

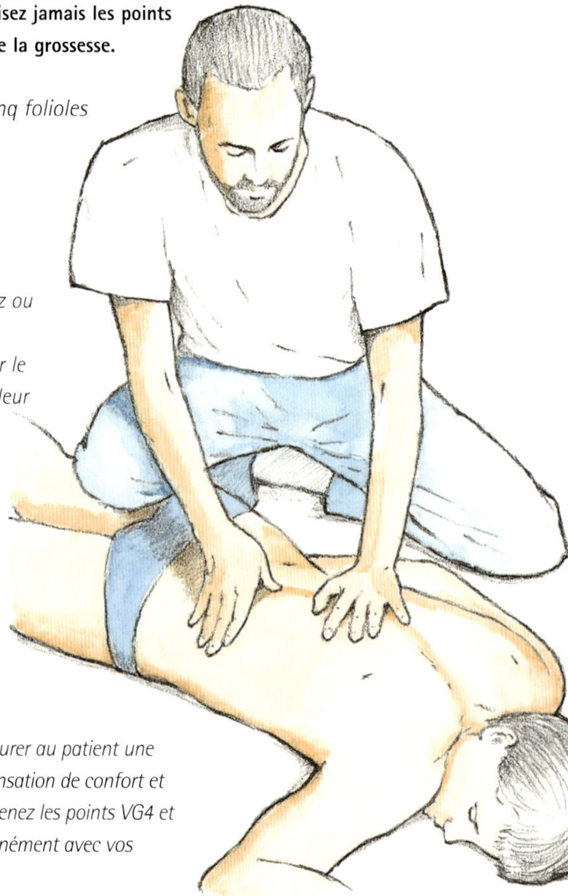

VG4

Ce point se trouve au milieu de la colonne, entre la deuxième et la troisième vertèbre lombaire. Tonifiez ou chauffez-le à l'aide d'un bâtonnet d'encens (voir p. 29) afin de fortifier le Qi Yang du Rein – source de la chaleur du corps.

AVERTISSEMENT N'appliquez aucune pression en cas de sciatique ou de problèmes liés aux disques.

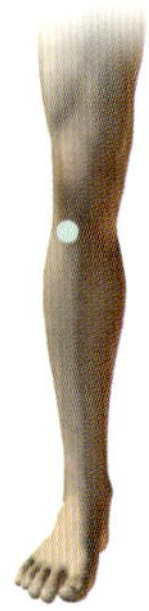

E36
(page 25)

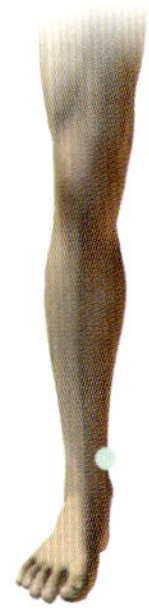

Rte6
(page 25)

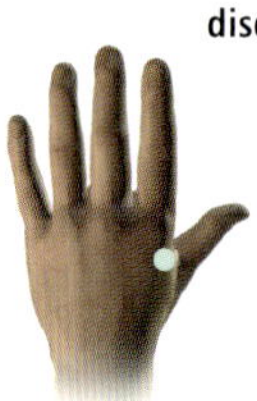

GI4
(page 24)

Remarque

Afin de procurer au patient une meilleure sensation de confort et d'équilibre, tenez les points VG4 et VC4 simultanément avec vos paumes.

SYNCOPE

La présence d'engourdissement, de légers tremblements dans les membres, de vertige et de syncope indique une insuffisance du sang en médecine chinoise tout comme en médecine occidentale.
En cas de syncope, il est nécessaire de pratiquer les premiers soins (voir ci-dessous), afin de raviver la force vitale. Il faut ensuite nourrir et mobiliser la circulation du sang en traitant les points VG26 et Rte6. Il peut également être utile de tonifier les points VC4 et E36 et/ou de les chauffer à l'aide d'un bâtonnet d'encens (voir p. 29).

PREMIERS SOINS Défaites tout d'abord les vêtements près du corps, vérifiez la présence d'un pouls et que la respiration est normale et régulière. Soulevez les jambes et en cas de vomissement, mettez la personne sur le côté. Lorsqu'elle a repris connaissance, faites la respirer lentement et profondément. Ramenez-la doucement en position assise et faites-lui boire un peu d'eau. Si la personne reste inconsciente plus de 2 minutes, transportez-la à l'hôpital.

Plantes *2 à 3 gouttes de teinture de piment de Cayenne (par voie interne), sels (testez leur âcreté et maintenez ceux qui sont forts éloignés).*

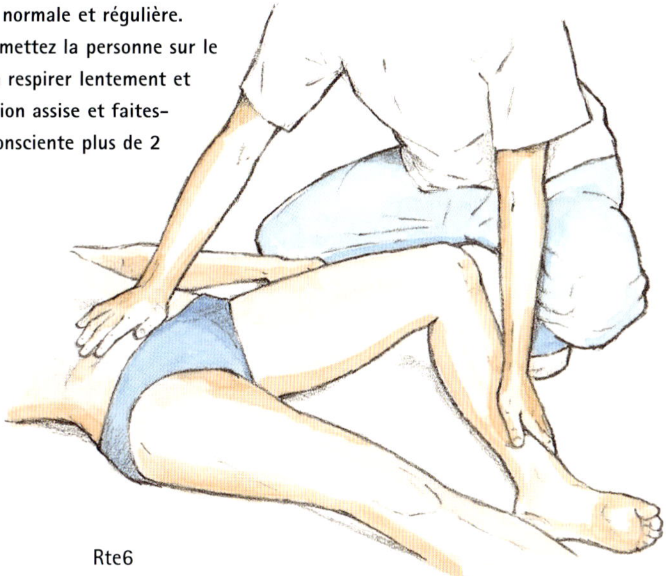

VG26

Ce point est situé au milieu du sillon entre le nez et la lèvre supérieure (voir p. 45). Appliquez une pression ferme à l'aide de votre pouce afin de tonifier ce point jusqu'à ce que la personne reprenne connaissance. Placez votre autre main sur le point VG20 qui se trouve sur le sommet de la tête. Ce point permet de raviver la force vitale et de traiter l'inconscience.

AVERTISSEMENT N'utilisez jamais le point VG20 si le patient souffre d'hypertension. Si la reprise de connaissance n'intervient pas dans les 2 minutes, transportez la personne immédiatement à l'hôpital. Elle doit dans tous les cas consulter un médecin.

Rte6

Ce point se trouve 4 doigts au-dessus de l'os de la cheville, du côté interne, à l'arrière du tibia. Tonifiez-le afin de fortifier la Rate – source du Sang et du Qi.

AVERTISSEMENT N'utilisez jamais ce point au cours de la grossesse.

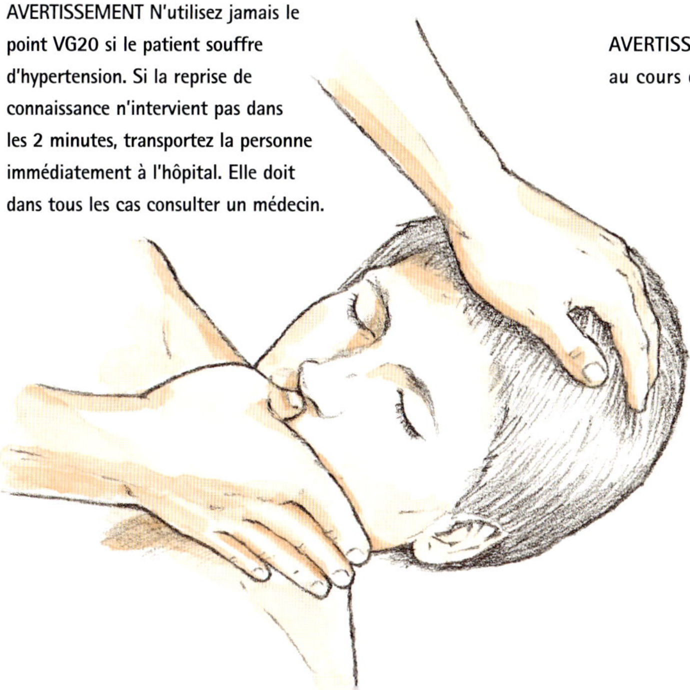

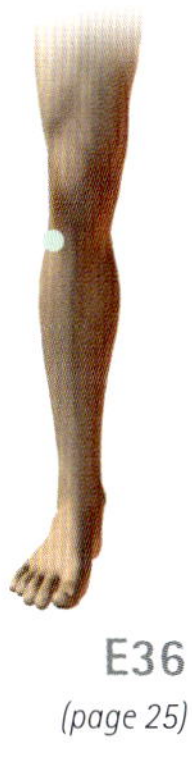

E36
(page 25)

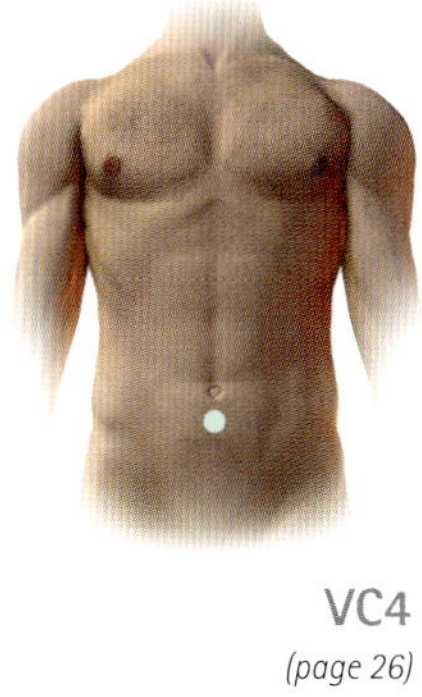

VC4
(page 26)

Système nerveux

Les activités internes du corps sont équilibrées et dépendent d'un réseau de communication complexe des nerfs qui en assure l'harmonie. Selon la médecine chinoise et occidentale, un déséquilibre du système nerveux peut être engendré par des causes internes ou externes, telles que le régime alimentaire, le stress, le manque d'activité ou l'hyperactivité.

La digitopuncture et les plantes permettent de calmer ou de stimuler le système afin qu'il conserve son équilibre.

Reportez-vous page 30 pour obtenir des informations relatives à l'utilisation des plantes et des essences. Voir page 29 pour des informations concernant les techniques de stimulation des points de pression.

MAUX DE TÊTE

Les maux de tête sont la conséquence d'une mauvaise circulation dans la tête provoquée par des facteurs physiques, émotionnels ou liés au régime alimentaire. Un déséquilibre au niveau du Foie et de la Vésicule Biliaire peut engendrer des migraines ; un déséquilibre de l'estomac et du système digestif provoque des maux de tête au niveau du front. Il est nécessaire de disperser le Qi stagnant dans la tête et réguler le Qi dans les organes. Traitez les points VB20, Yintang, F3 et E36.

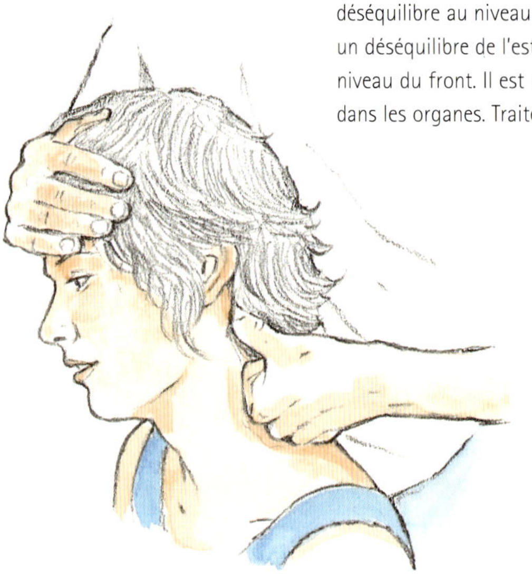

AVERTISSEMENT Si le mal de tête est important ou s'il est accompagné de vertiges ou d'une vision floue, consultez immédiatement un médecin.

Plantes *Menthe poivrée*
Essences *Lavande, camomille, marjolaine*

AVERTISSEMENT N'utilisez jamais d'essence de marjolaine au cours de la grossesse.

VB20

Ce point se trouve à la base du crâne sur la ligne des cheveux, dans un creux entre les muscles avant et arrière du cou, à l'arrière de la proéminence osseuse derrière l'oreille. Dispersez ce point en dirigeant la pression vers le nez. Ce mouvement permet de disperser le Qi stagnant au niveau de la tête. Placez votre autre main sur le front afin d'avoir un appui.

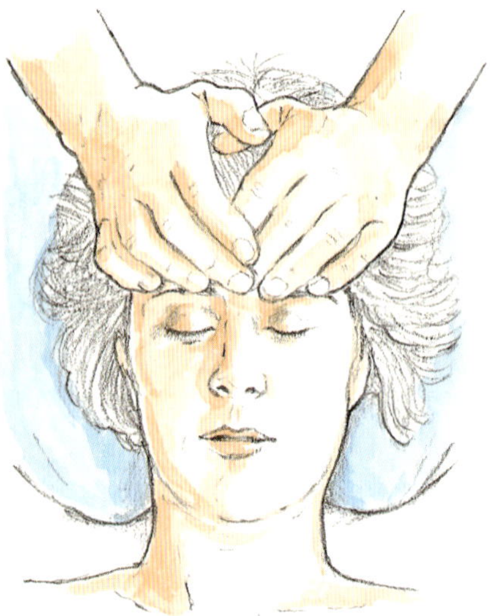

Yintang

Ce point se trouve au milieu du front, entre les sourcils. Dispersez-le en appliquant une légère pression avec la pointe des doigts afin de déplacer le Qi stagnant et de libérer l'esprit trouble qui accompagne le mal de tête.

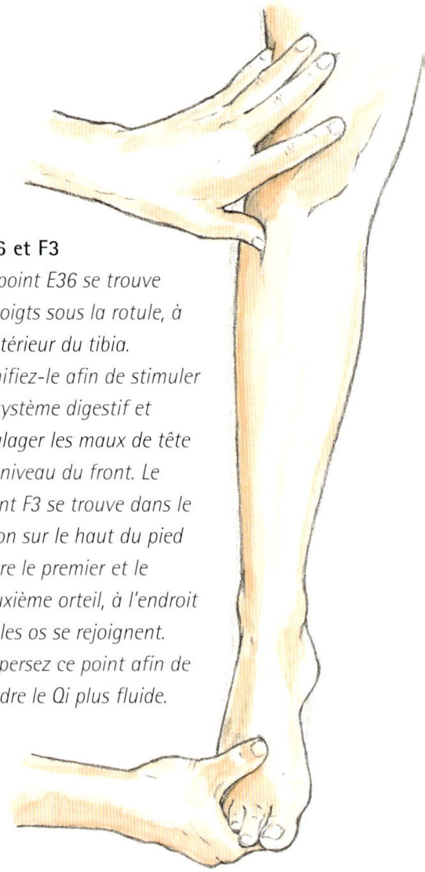

E36 et F3

Le point E36 se trouve 4 doigts sous la rotule, à l'extérieur du tibia. Tonifiez-le afin de stimuler le système digestif et soulager les maux de tête au niveau du front. Le point F3 se trouve dans le sillon sur le haut du pied entre le premier et le deuxième orteil, à l'endroit où les os se rejoignent. Dispersez ce point afin de rendre le Qi plus fluide.

STRESS ET TENSION

Nous percevons le stress comme une force négative, mais, à des niveaux normaux, il est essentiel à la motivation. Cependant, si nous le laissons engendrer une tension, il devient mauvais. Selon la médecine chinoise, la tension représente un Qi bloqué. Il est nécessaire de rendre le Qi plus fluide et de transformer la tension présente dans la partie supérieure du corps en Énergie vitale. Traitez les points F3, GI4 et VG20.

Plantes *Camomille, fleur de trèfle, agripaume cardiaque, fleurs de Bach (Rescue)*
Essences *Néroli, camomille*

AVERTISSEMENT N'utilisez jamais d'agripaume cardiaque au cours de la grossesse.

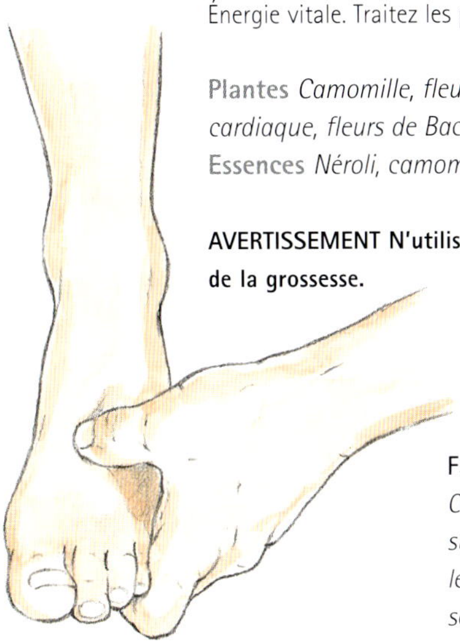

F3

Ce point se situe au niveau du sillon sur le haut du pied entre le premier et le deuxième orteil, à l'endroit où les os se rejoignent. Dispersez-le afin de rendre le Qi plus fluide, permettant ainsi à l'Énergie de la Chaleur stagnante au niveau du haut du corps de descendre.

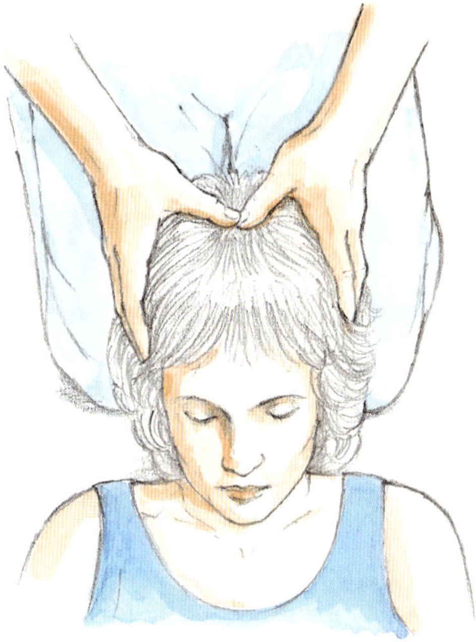

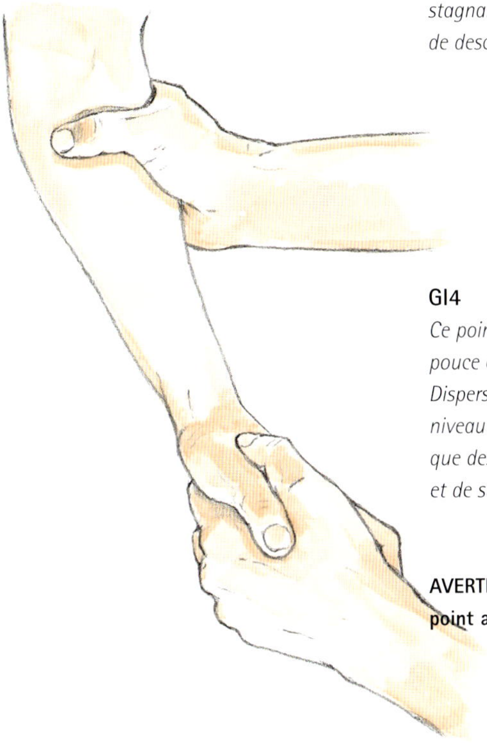

GI4

Ce point se trouve dans le creux entre le pouce et l'index sur le dos de la main. Dispersez-le afin de relâcher la tension au niveau des mâchoires, de la nuque ainsi que des épaules et d'aider le Qi à descendre et de supprimer la Chaleur.

AVERTISSEMENT N'utilisez jamais ce point au cours de la grossesse.

VG20

Ce point se situe au milieu du haut de la tête, entre les oreilles. Dispersez-le afin de supprimer la tension au niveau de la tête et les pensées troubles et d'augmenter le Qi pur et clair. Afin d'obtenir un effet immédiat, placez 1 goutte de fleur de Bach (Rescue) sur ce point.

AVERTISSEMENT N'utilisez jamais ce point si le patient souffre d'hypertension.

ANXIÉTÉ ET INQUIÉTUDE

Les symptômes courants liés à l'anxiété vont de la dyspepsie fonctionnelle à de graves crises d'angoisse. Selon la médecine occidentale, il s'agit d'une réponse au stress et le traitement est basé sur les sédatifs et la relaxation. La médecine chinoise quant à elle, diagnostique un déséquilibre de la Rate, de l'Estomac, du Cœur et de l'Esprit. Il est nécessaire de nourrir la Rate et l'Estomac et de calmer l'Esprit. Traitez les points VC12, MC6, VC14 et C7. La tonification des points E36 et Rte6 peut également être utile.

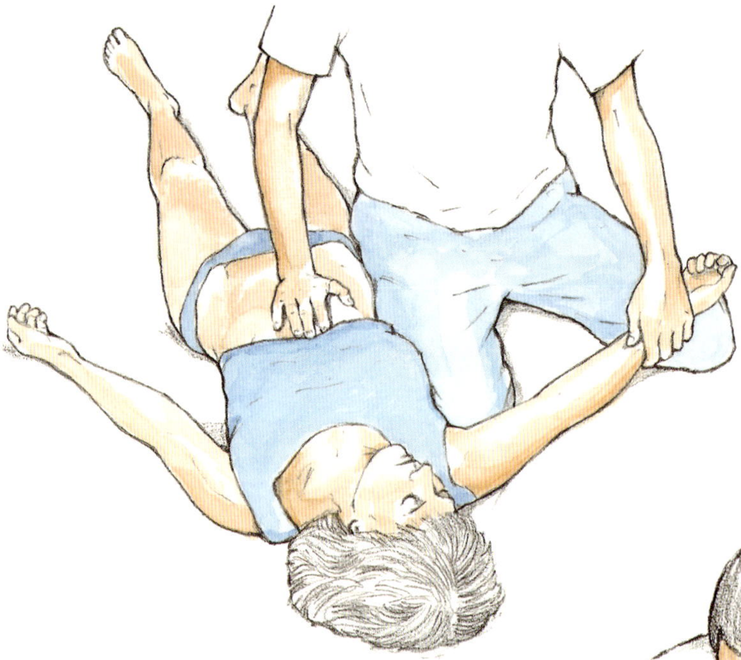

AVERTISSEMENT En cas de crise d'angoisse, demandez conseil à un professionnel. N'utilisez jamais le point Rte6 au cours de la grossesse.

VC12 et MC6

Ce point se trouve 4 pouces au-dessus de l'ombilic sur la ligne médiane de l'abdomen. Calmez ce point à l'aide de votre paume pour stimuler la Rate et l'Estomac dans la production de Qi et de Sang et amener le calme. Le point MC6 se situe 2 pouces au-dessus du poignet à l'intérieur du bras, au milieu de l'avant-bras. Le fait de calmer ce point permet de déplacer la congestion de la poitrine et de l'Estomac et de calmer l'Esprit. Placez votre main sur le point VC12 simultanément.

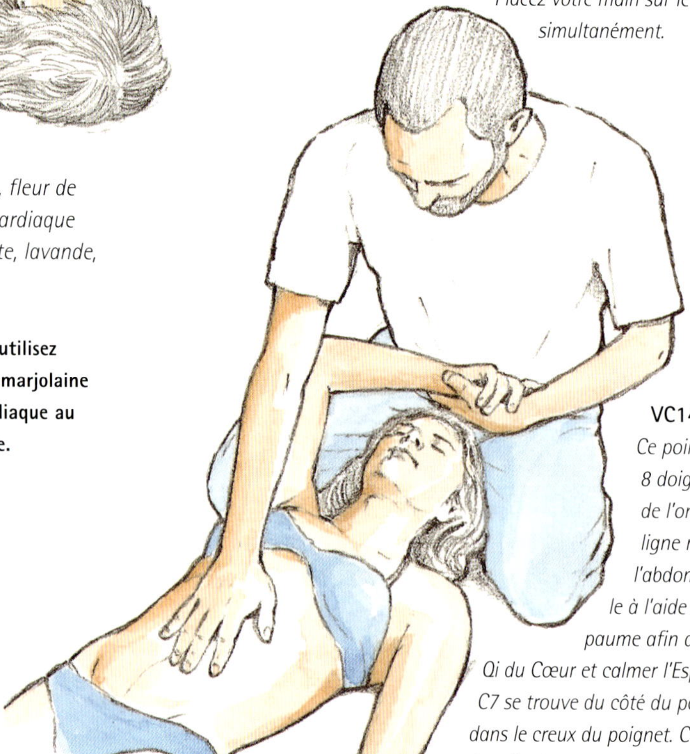

Plantes *Camomille, fleur de trèfle, agripaume cardiaque*
Essences *Bergamote, lavande, marjolaine*

AVERTISSEMENT N'utilisez jamais d'essence de marjolaine ou d'agripaume cardiaque au cours de la grossesse.

VC14 et C7

Ce point se trouve 8 doigts au-dessus de l'ombilic sur la ligne médiane de l'abdomen. Calmez-le à l'aide de votre paume afin de déplacer le Qi du Cœur et calmer l'Esprit. Le point C7 se trouve du côté du petit doigt, dans le creux du poignet. Calmez ce point afin de calmer l'Esprit et d'améliorer la circulation du Sang dans le Cœur et la poitrine.

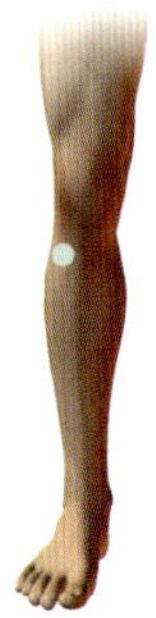

E36
(page 25)

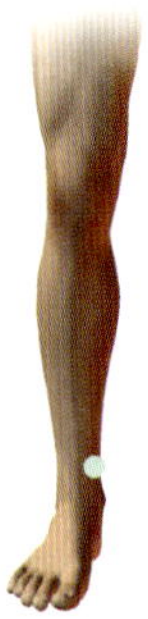

Rte6
(page 25)

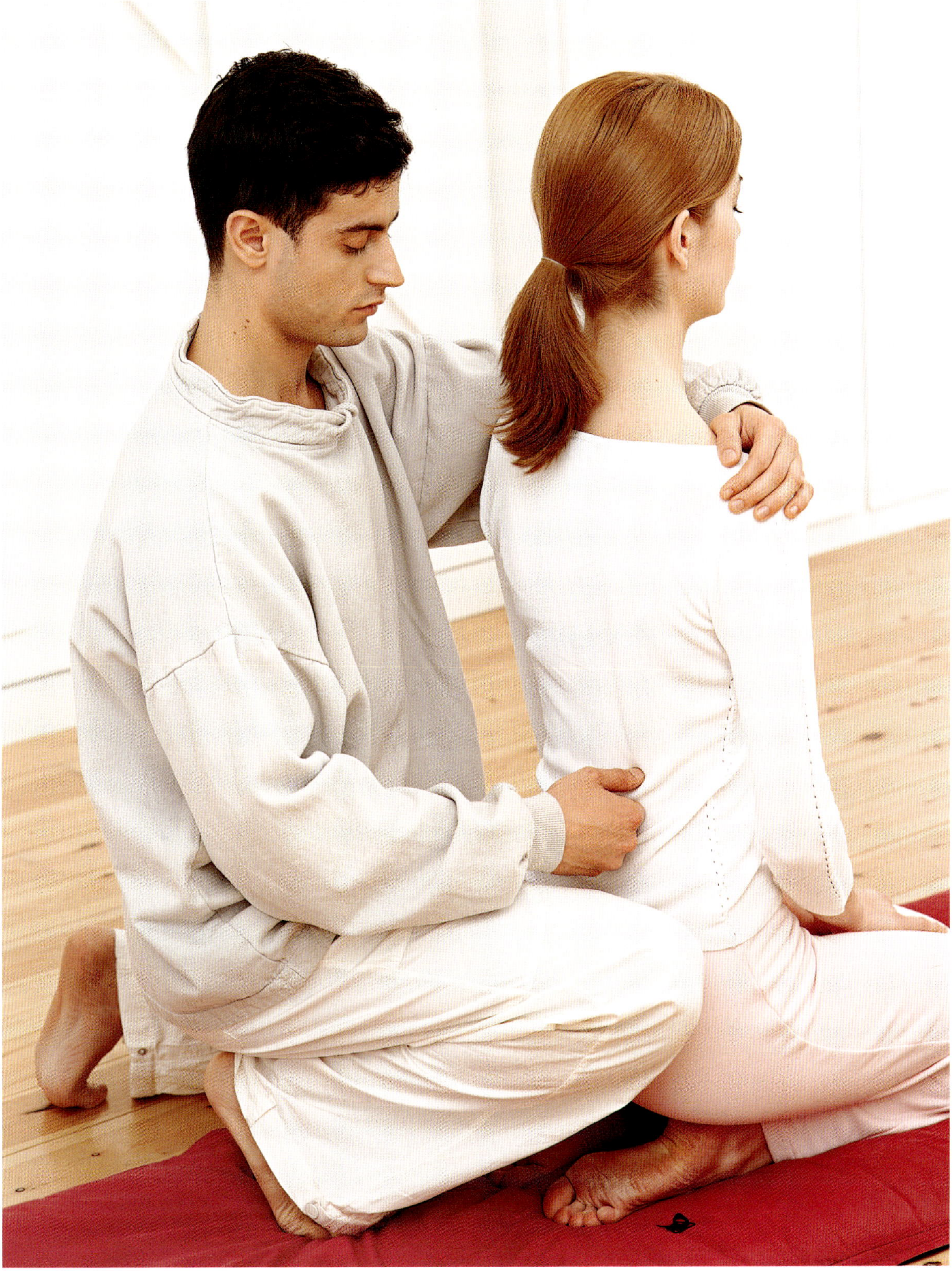

Le fait de tenir le patient à l'aide de votre bras pendant le traitement apporte un meilleur confort.

DÉPRESSION ET INSOMNIE

Ces deux symptômes n'apparaissent pas forcément en même temps, mais le traitement est le même à la fois en cas de dépression et d'insomnie. La médecine occidentale considère l'apathie, la fatigue, le manque d'appétit, les palpitations, les difficultés respiratoires et l'insomnie comme une dépression et prescrit des antidépresseurs et des somnifères ; l'interprétation chinoise considère cela comme une insuffisance du Qi du Cœur et du Sang, provoqué par le mode de vie et des problèmes d'ordre émotionnel. L'insuffisance Yin provoque l'insomnie. Il est nécessaire de nourrir le Sang et le Qi, d'augmenter le Yin et de calmer l'Esprit. Traitez les points Rte6, V15 et VC14. Le fait de calmer les points C7 et MC6 peut également être utile.

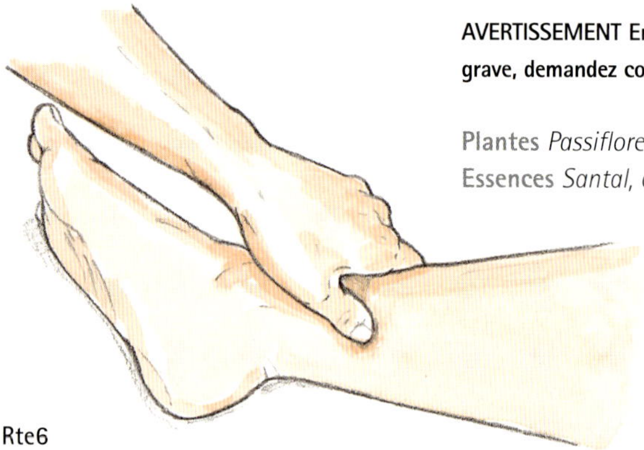

AVERTISSEMENT En cas de dépression et/ou d'insomnie grave, demandez conseil à un professionnel.

Plantes *Passiflore, lavande, romarin*
Essences *Santal, camomille, bergamote*

Rte6

Ce point se trouve 4 doigts au-dessus de l'os de la cheville, du côté interne, à l'arrière du tibia. Tonifiez-le afin de stimuler la production de Qi et de Sang, nourrir l'Esprit et le Cœur et augmenter le Yin.

AVERTISSEMENT N'utilisez jamais ce point au cours de la grossesse.

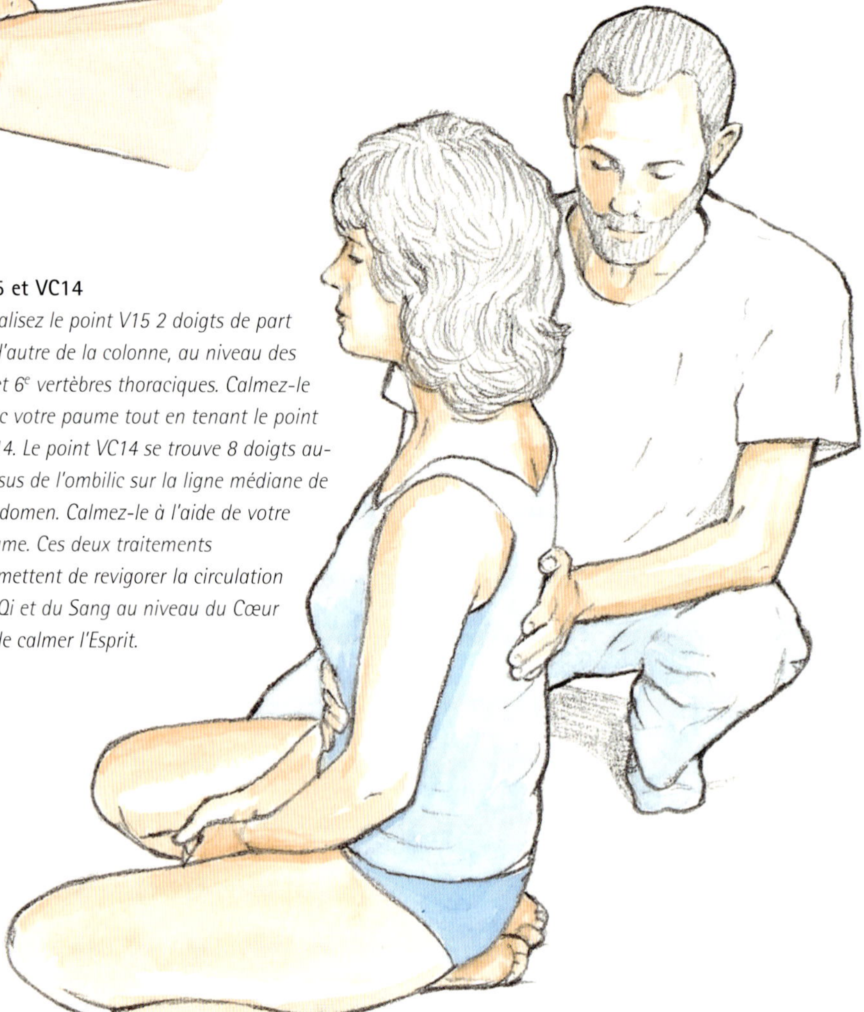

V15 et VC14

Localisez le point V15 2 doigts de part et d'autre de la colonne, au niveau des 5e et 6e vertèbres thoraciques. Calmez-le avec votre paume tout en tenant le point VC14. Le point VC14 se trouve 8 doigts au-dessus de l'ombilic sur la ligne médiane de l'abdomen. Calmez-le à l'aide de votre paume. Ces deux traitements permettent de revigorer la circulation du Qi et du Sang au niveau du Cœur et de calmer l'Esprit.

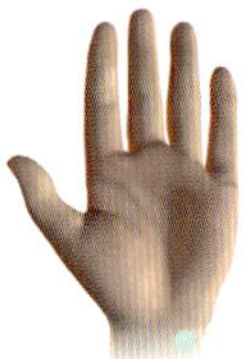

C7
(page 42)

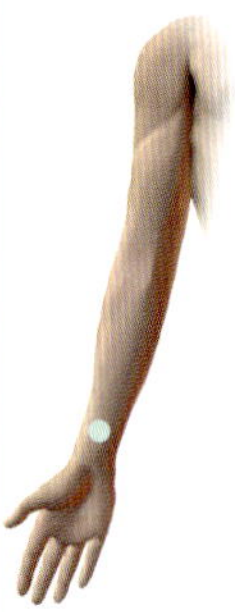

MC6
(page 24)

CHOC

Le choc correspond à la réaction du corps à des incidents traumatiques, d'ordre physique ou émotionnel. En médecine chinoise, cela correspond à une baisse du Qi Yang. La personne est pâle, froide et moite, elle transpire, présente des nausées, des vomissements, de l'anxiété, des vertiges, une vision floue et une possible perte de conscience. Dans les cas de choc léger, vous devez tonifier le Qi Yang et nourrir le Qi Yin. Traitez les points Rn1 et VC6. Le fait de calmer le point MC6 et de tonifier le point E36 peut également être utile.

AVERTISSEMENT Dans les cas extrêmes, le choc peut être mortel. Laissez le patient au chaud et au calme. Appelez un médecin si nécessaire.
Traitez une personne inconsciente comme une urgence – transportez-la à l'hôpital.
Relevez les jambes et tournez la tête sur le côté. Défaites les vêtements et couvrez-la avec une couverture. Traitez le point VG26 (voir p. 39).

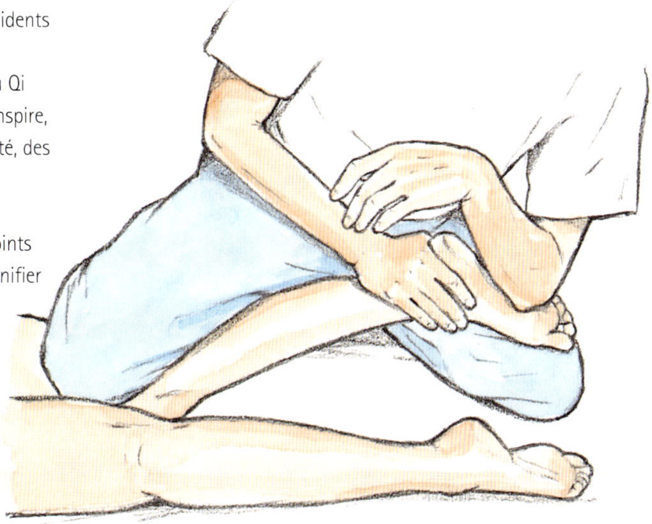

Plantes *Teinture de piment de Cayenne, 2 à 3 gouttes ; Fleurs de Bach : Étoile de Bethléem, 3 gouttes*
Essences *Mélisse*

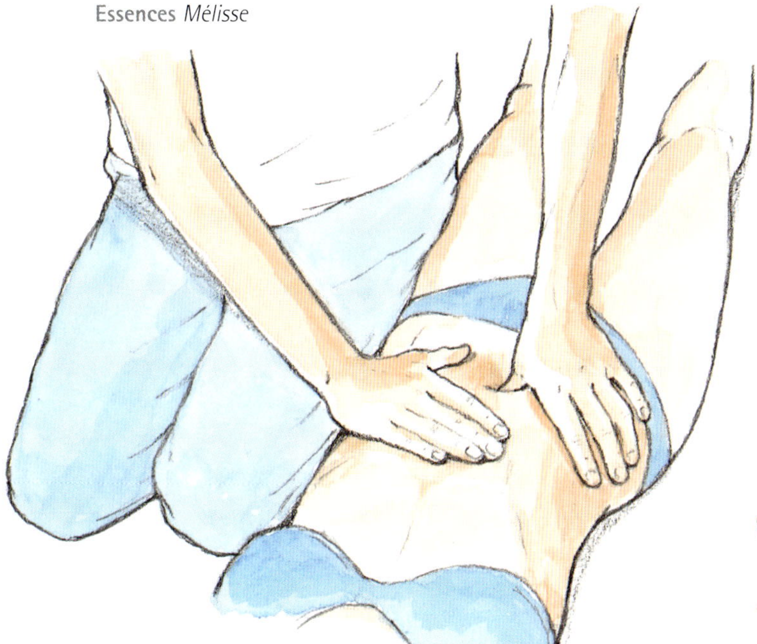

Rn1
Ce point se trouve dans le creux de la pointe du pied, à l'endroit du changement de couleur. Tonifiez-le avec votre coude afin de stimuler le Yin du Rein et de ramener la personne à un état de conscience.

AVERTISSEMENT N'utilisez jamais ce point si le patient souffre d'hypotension.

VC6
Ce point se situe 2 doigts sous l'ombilic sur la ligne médiane de l'abdomen. Tonifiez-le légèrement à l'aide du pouce. Cela permet de fortifier le Foie, la Rate ainsi que le Yin du Rein et la circulation afin de surmonter la sensation de faiblesse.

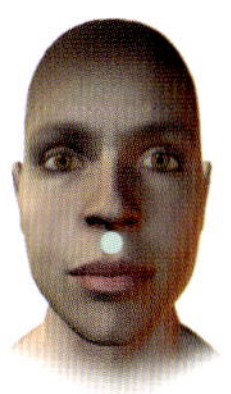

VG26
(page 39)

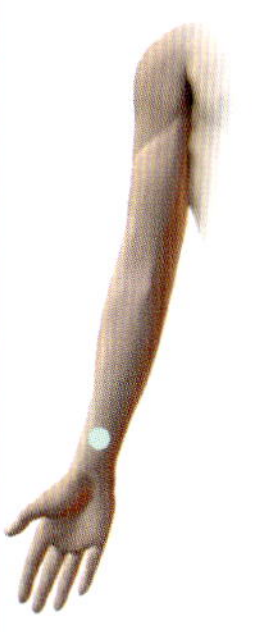

MC6
(page 24)

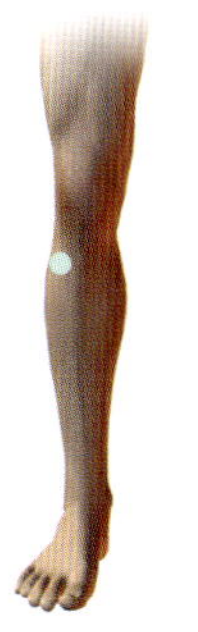

E36
(page 25)

Système immunitaire

La pollution atmosphérique, les produits chimiques, un mauvais régime alimentaire ainsi que le stress contribuent à réduire notre résistance face à la maladie. Cela se traduit par des infections répétées, de la fatigue, des insomnies et une apathie. La médecine occidentale considère cet état comme un mélange de symptômes psychosomatiques et d'infection répétée ; la médecine chinoise le voit comme une faiblesse du Qi protecteur et du Qi nourricier. L'énergie est emprisonnée à la surface du corps, ce qui l'expose à l'invasion par les énergies perverses telles que Vent, Froid, Humidité et Chaleur. Il est nécessaire de fortifier les organes internes et de disperser l'Énergie emprisonnée.

Reportez-vous page 30 afin d'obtenir des renseignements concernant l'utilisation des plantes et des essences. Pour les techniques de stimulation des points de pression, voir page 29.

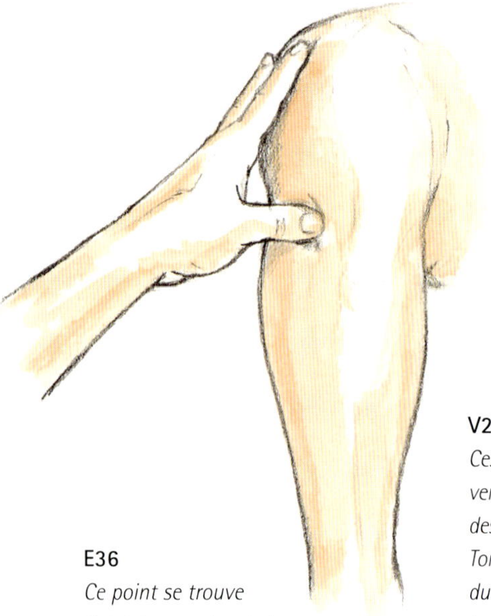

FORTIFIER LE SYSTÈME

Utilisez la digitopuncture et les plantes en association avec la méditation, l'exercice, l'acupuncture et un régime alimentaire sain afin de fortifier le système immunitaire. Traitez les points V23, V20, V13 et E36. Le fait de tonifier le point GI4 peut également être utile.

AVERTISSEMENT Demandez conseil à un professionnel en cas de faiblesse, perte de poids, infection répétée et dépression. N'utilisez jamais le point GI4 au cours de la grossesse.

Plantes *Echinacée*

Plantes chinoises *Huang Qi, Ling Zhi*

E36

Ce point se trouve 4 doigts sous la rotule, à l'extérieur du tibia. Tonifiez-le afin de fortifier la circulation du Qi et du Sang et protéger ainsi le corps des infections.

V23, V20 et V13

Ces points se trouvent à 2 doigts de part et d'autre de la colonne vertébrale. Les points V23 sont au niveau des 2e et 3e vertèbres lombaires. Tonifiez-les afin de stimuler le Qi du Rein – source de Yin et de Yang. Le point V20 se situe au niveau des 11e et 12e vertèbres thoraciques, tonifiez-les afin de stimuler la Rate – source du Qi et du Sang. Les points V13 se trouvent au niveau des 3e et 4e vertèbres thoraciques. Tonifiez-les afin de fortifier les Poumons.

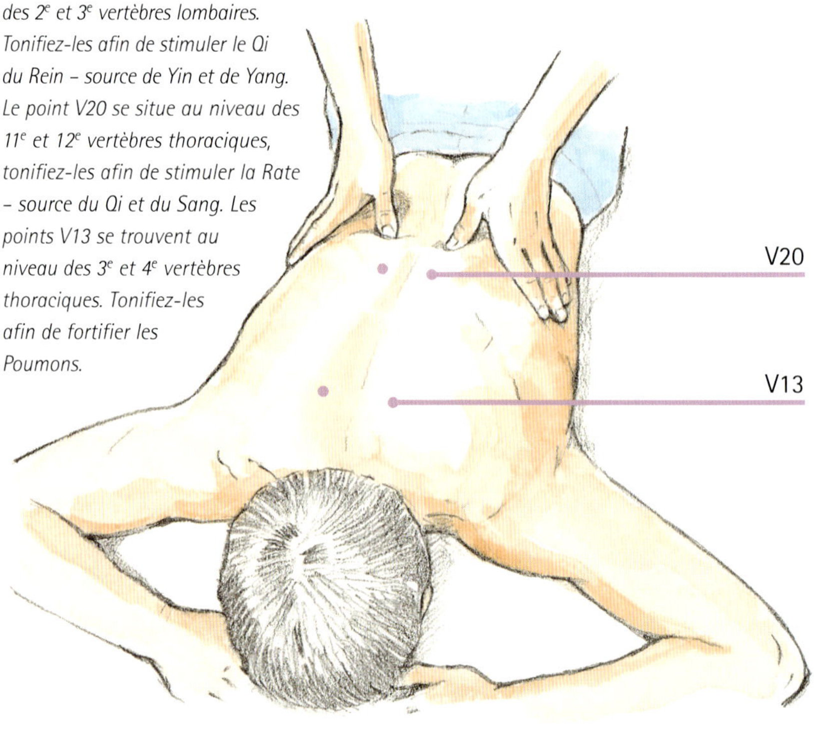

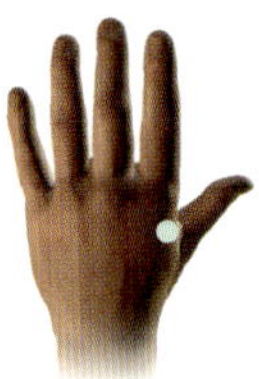

GI4
(page 24)

SYNDROME POSTVIRAL/SYNDROME DE FATIGUE CHRONIQUE

Les symptômes comprennent sensations de chaud et de froid, maux de tête, léthargie, vertiges et douleurs. La médecine occidentale considère cela comme une fatigue du corps dont la réaction aux infections est faible. Selon la médecine chinoise, la maladie est emprisonnée pour moitié à l'intérieur du corps et pour moitié à l'extérieur. Il est nécessaire de disperser le Qi emprisonné à la surface du corps de manière à ce qu'il puisse être libéré. Traitez les points VG14 et VB41.

AVERTISSEMENT Un programme holistique complet est nécessaire dans un tel cas. Demandez conseil à un professionnel.

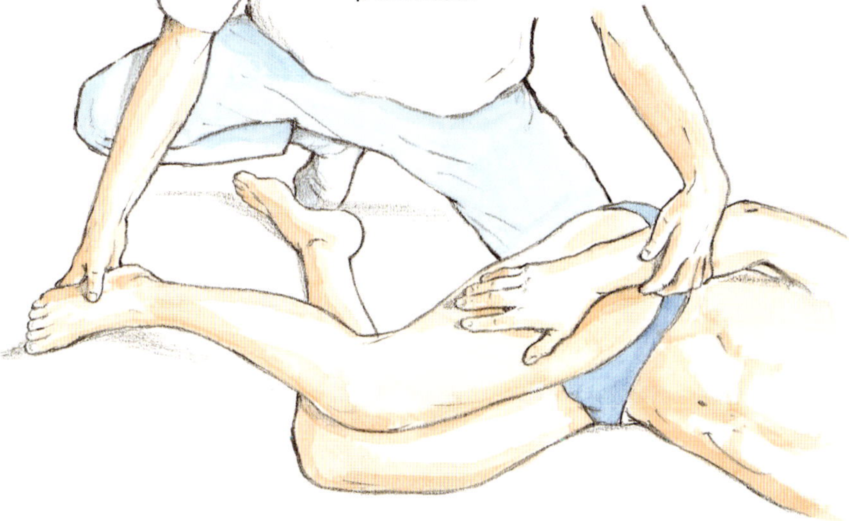

TR6 et VB41

Le point TR6 se trouve 4 doigts au-dessus du poignet, à l'arrière de l'avant-bras. Dispersez ce point vigoureusement afin de supprimer la stagnation et équilibrer le Qi dans les parties supérieure, moyenne et inférieure du corps. Le point VB41 se situe au niveau du sillon entre les 4e et 5e orteils, au-dessus du tendon, sur le haut du pied, à l'endroit où les os se rejoignent. Dispersez-le vigoureusement afin de supprimer la Chaleur Humide, maintenez la pression afin d'augmenter le Qi du Foie et supprimer la maladie pour moitié à l'intérieur et pour moitié à l'extérieur du corps.

VG14

Ce point se trouve dans la nuque, entre la 7e vertèbre cervicale et la 1re vertèbre thoracique. Dispersez-le vigoureusement afin de nettoyer les Méridiens Yang et de réguler la température.

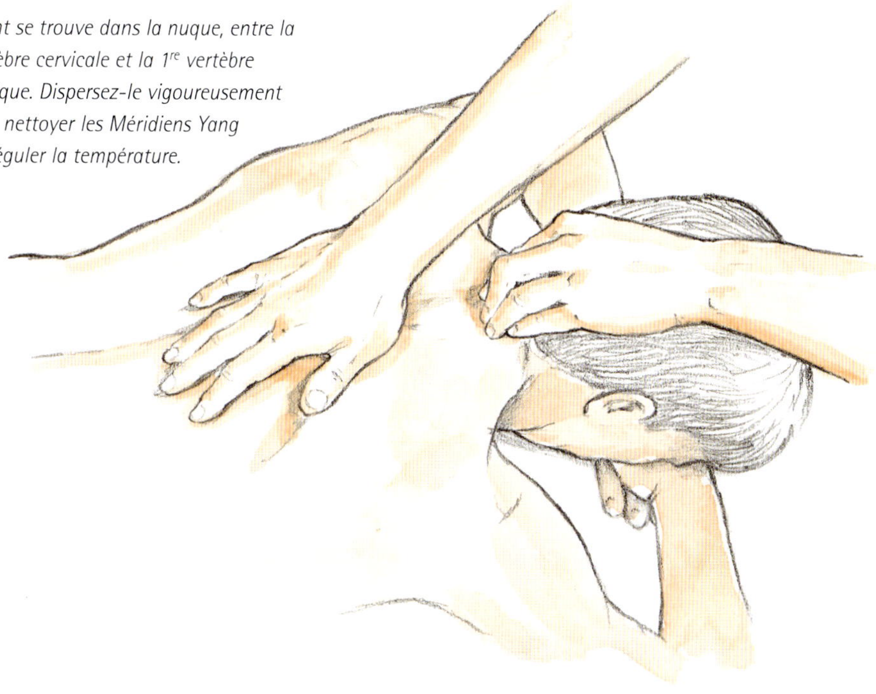

GRIPPE RÉPÉTÉE

La médecine occidentale considère cet état comme une nouvelle infection engendrée par un système immunitaire affaibli. Il est parfois traité avec des antibiotiques. La médecine chinoise y voit un Qi du Poumon faible ainsi qu'un Qi protecteur faible à la surface du corps provoqué par un mauvais régime alimentaire, un mode de vie inadapté et du stress. Il est nécessaire de fortifier les Poumons et le Qi protecteur et supprimer le Qi emprisonné à la surface du corps. Traitez les points TR5 et P7. Le fait de tonifier les points V13, GI4 et VC6 peut également être utile.

AVERTISSEMENT Un programme holistique complet est nécessaire dans un tel cas. Demandez conseil à un professionnel. N'utilisez jamais le point GI4 au cours de la grossesse.

Plantes *Racine de guimauve, molène*
Essences *Lavande, pin*

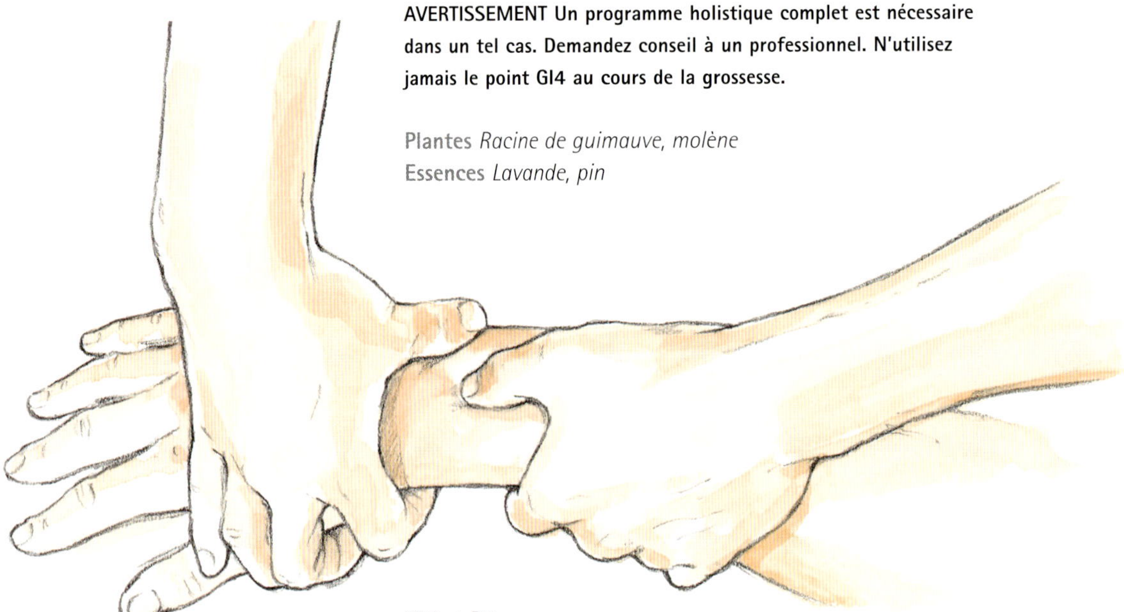

TR5 et P7

Le point TR5 se trouve 2 pouces au-dessus du poignet, à l'arrière de l'avant-bras. Dispersez ce point afin de nettoyer la surface du corps et la protéger de l'invasion des énergies perverses telles que le Vent. Le point P7 se trouve 2 doigts au-dessus du creux du poignet, du côté du pouce, sur le radius. Dispersez-le afin de nettoyer la surface du corps, fortifier les Poumons et stimuler le Qi protecteur.

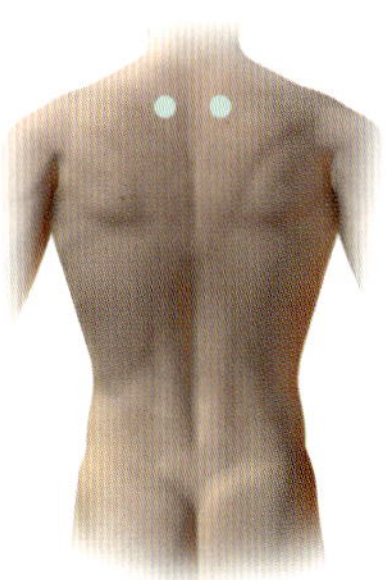

V13
(page 46)

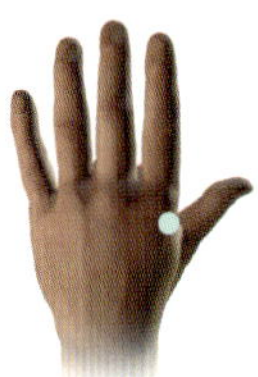

GI4
(page 24)

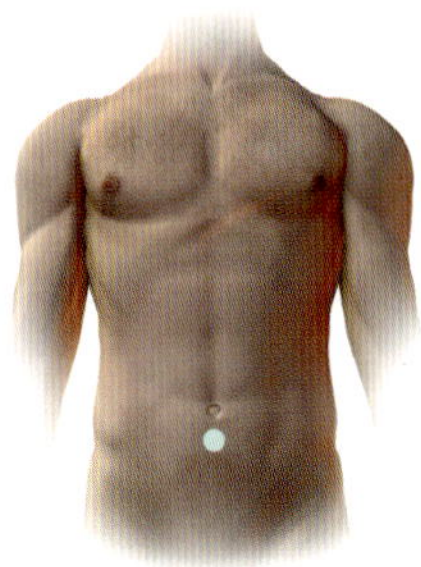

VC6
(page 26)

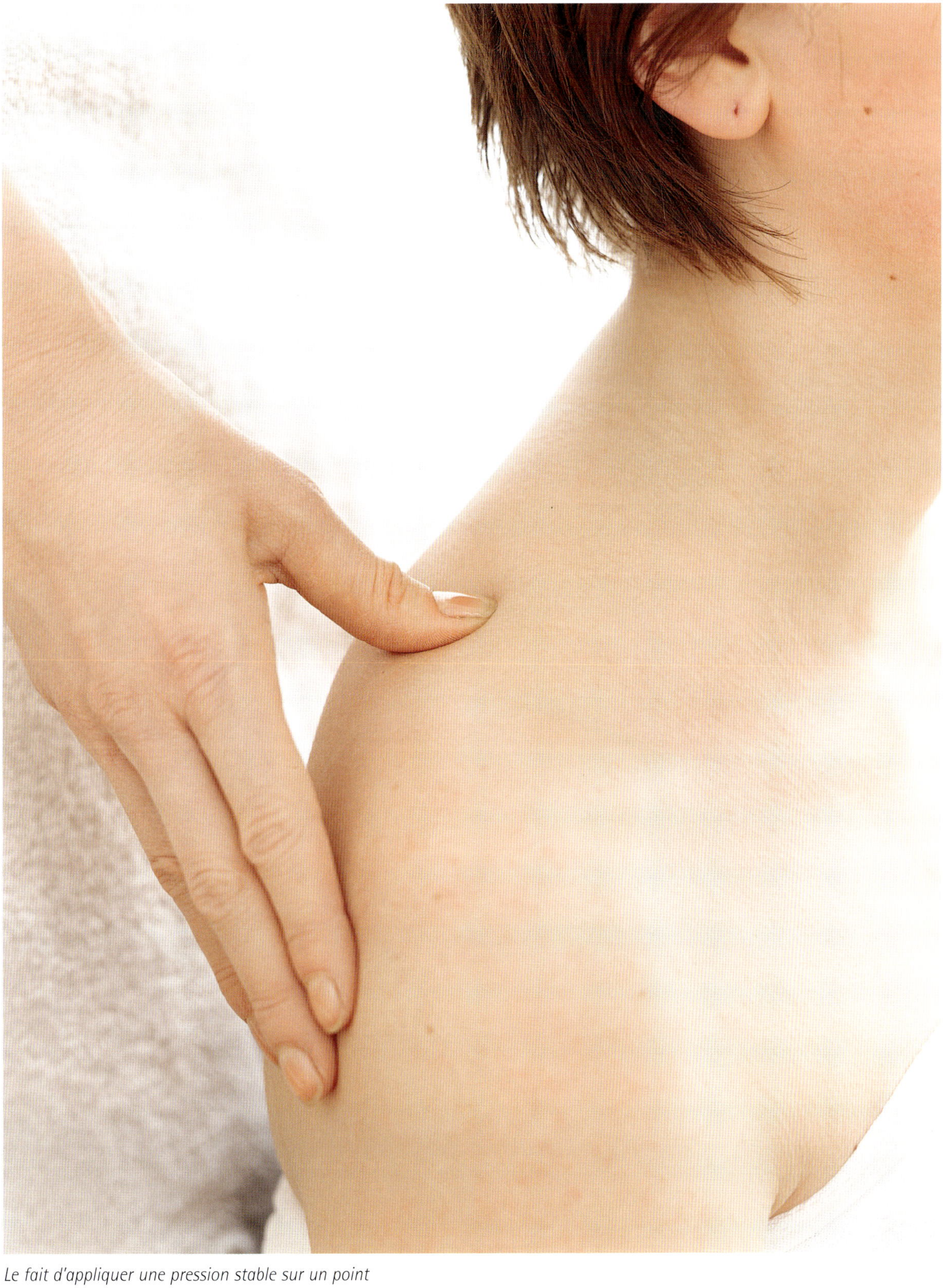

Le fait d'appliquer une pression stable sur un point permet de tonifier le Qi.

Respiration

L'air pollué que nous respirons et les aliments que nous consommons, tels que les aliments vides et les produits laitiers, provoquent et aggravent les maladies respiratoires. Selon la médecine occidentale, elles sont provoquées par des infections, des réactions allergiques et/ou une faiblesse intrinsèque. Selon la médecine chinoise, elles sont provoquées par des facteurs externes tels que le Vent, le Froid et l'Humidité, qui envahissent le corps lorsqu'il y a une faiblesse interne provoquée par un mauvais régime alimentaire. Il est vital de fortifier les Poumons et de nettoyer la surface du corps ainsi que l'élément perturbateur.

Reportez-vous page 30 afin d'obtenir des renseignements concernant l'utilisation des plantes et des essences. Pour les techniques de stimulation des points de pression, voir page 29.

REFROIDISSEMENT

La médecine occidentale considère le refroidissement comme une infection généralisée des voies respiratoires supérieures. En médecine chinoise, on parle d'invasion par le Vent et le Froid, provoquant fièvre, mal de tête, raideur de la nuque, crainte du vent et du froid, douleurs articulaires, sans sudation. Il est nécessaire de disperser le Vent et le Froid et de fortifier les Poumons. Traitez les points P7 et VG14. Le fait de disperser les points GI4 et VB20 peut également être utile.

AVERTISSEMENT N'utilisez jamais le point GI4 au cours de la grossesse.

Plantes *Gingembre, cannelle*
Essences *Poivre noir, eucalyptus*

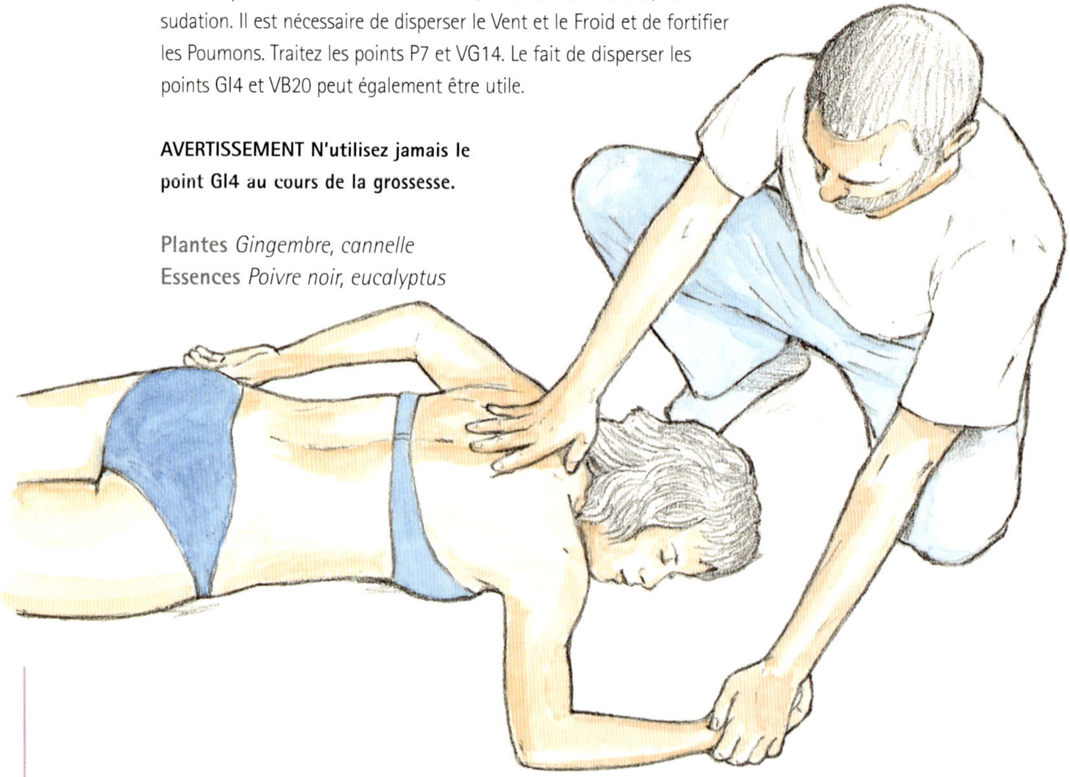

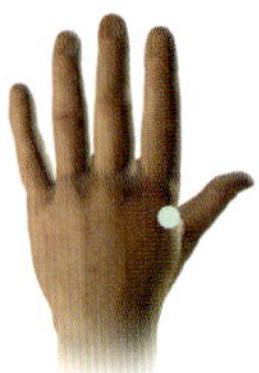

GI4
(page 24)

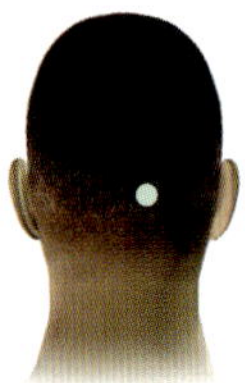

VB20
(page 27)

P7 et VG14

Le point P7 se trouve 2 doigts au-dessus du creux du poignet, du côté du pouce, sur le radius. Dispersez-le afin de fortifier les Poumons et nettoyer la surface du corps. Le point VG14 se situe au niveau de la nuque, entre la 7e vertèbre cervicale et la 1re vertèbre thoracique. Dispersez-le afin de nettoyer les Méridiens Yang et d'éliminer le Vent et le Froid.

GRIPPE

Chaque année voit apparaître un nouveau virus de la grippe responsable, selon la médecine occidentale, de nombreux cas de cette affection. La médecine chinoise considère la grippe comme une invasion du Vent et de la Chaleur à la surface du corps et au niveau des Poumons, ce qui se traduit par des symptômes de fièvre, soif, maux de tête, sudation et gêne dans la poitrine et le nez. Il est nécessaire de disperser le Vent et la Chaleur et de fortifier les Poumons. Traitez les points GI11 et P10. Le fait de disperser les points GI4 et VB20 peut également être utile.

AVERTISSEMENT N'utilisez jamais le point GI4 au cours de la grossesse.

Plantes *Menthe poivrée, fleur de sureau, pissenlit, bardane*
Essences *Lavande, citron*

AVERTISSEMENT N'utilisez que de l'essence de citron à faibles dilutions. Ne l'utilisez pas si vous avez une peau sensible.

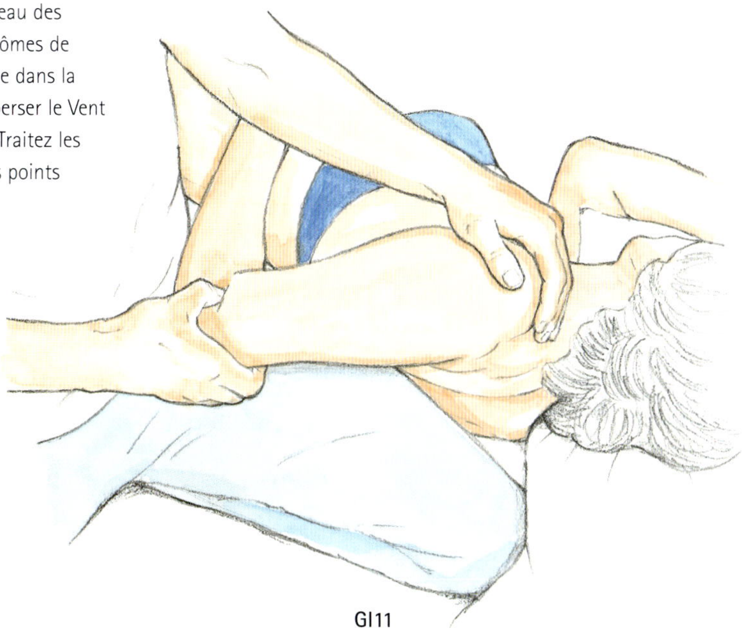

GI11
Ce point se trouve au bout du creux externe du coude, il se localise plus facilement lorsque le coude est plié. Dispersez-le afin de supprimer le Vent et la Chaleur de la surface du corps.

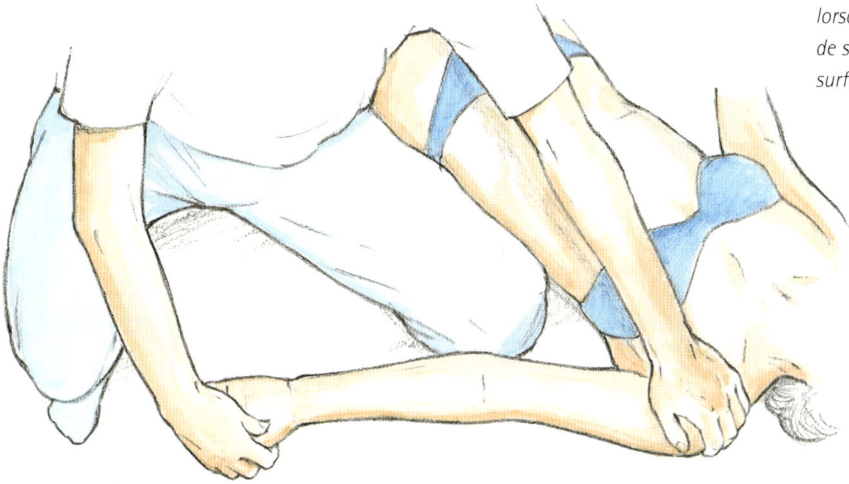

P10
Ce point se situe 2 doigts sous le creux du poignet, du côté de la paume, dans le prolongement du pouce. Dispersez-le afin de supprimer la Chaleur des Poumons.

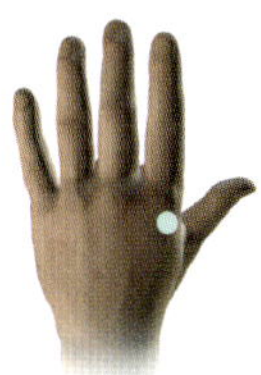

GI4
(page 24)

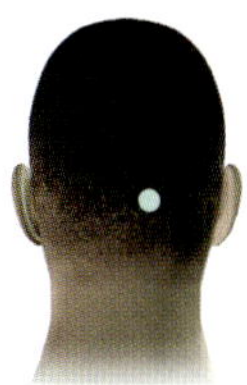

VB20
(page 27)

SINUSITE

Selon la médecine occidentale, l'allergie et l'infection sont responsables de l'inflammation des sinus. En médecine chinoise, l'invasion et la stagnation du Vent, du Froid et de l'humidité ainsi qu'une faiblesse du Poumon en sont responsables et provoquent écoulement nasal, sensation de gêne et mucosités excessives. Il est nécessaire d'ouvrir les voies nasales, de nettoyer la surface du corps et fortifier les Poumons. Traitez les points GI20 et Bitong. Le fait de disperser les points Yintang, GI4 et VB20 peut également être utile.

AVERTISSSEMENT N'utilisez jamais le point GI4 au cours de la grossesse.

Plantes *Guimauve*
Essences *Pin, lavande, basilic*

AVERTISSEMENT N'utilisez jamais d'essence de basilic au cours de la grossesse.

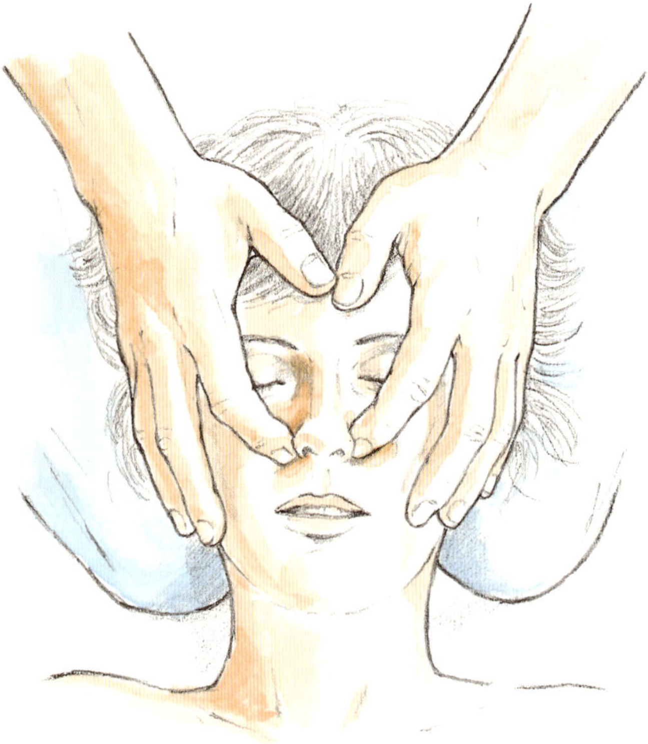

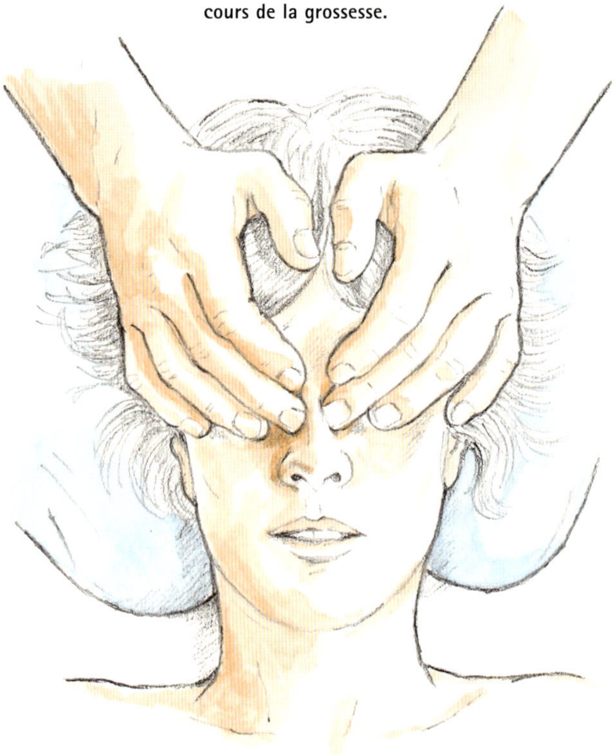

GI20
Ces points se trouvent de part et d'autre des narines. Dispersez-les afin de supprimer le Vent et débloquer les voies nasales.

Bitong
Ces points se situent au milieu des cloisons nasales. Dispersez-les afin de supprimer le Vent et le Froid et déboucher les voies nasales.

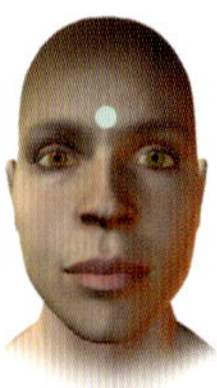

Yintang
(page 40)

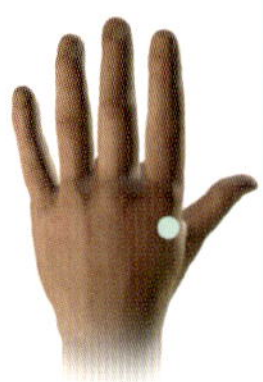

GI4
(page 53)

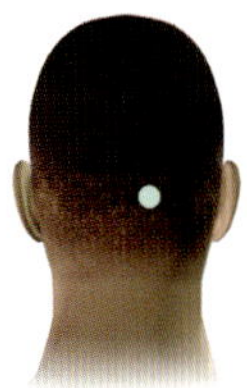

VB20
(page 27)

ANGINE

En médecine occidentale, les refroidissements ou la grippe s'accompagnent souvent d'une angine. De manière isolée, ce symptôme est celui de fatigue. En médecine chinoise, il représente la présence de Chaleur au niveau des Poumons et des voies respiratoires supérieures. Il est nécessaire de refroidir les Poumons et de supprimer la Chaleur du corps. Traitez les points P11 et GI4.

Plantes *Sauge, miel et thé au citron*

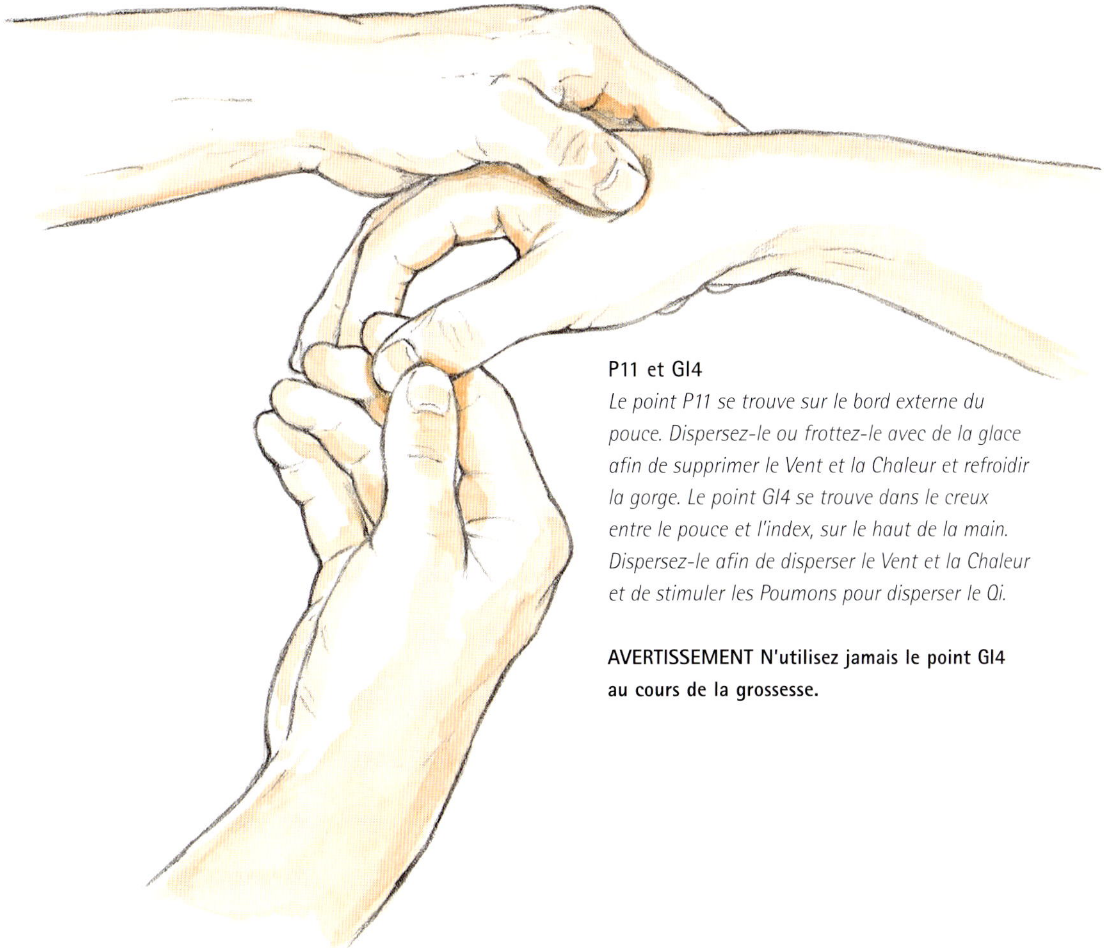

P11 et GI4

Le point P11 se trouve sur le bord externe du pouce. Dispersez-le ou frottez-le avec de la glace afin de supprimer le Vent et la Chaleur et refroidir la gorge. Le point GI4 se trouve dans le creux entre le pouce et l'index, sur le haut de la main. Dispersez-le afin de disperser le Vent et la Chaleur et de stimuler les Poumons pour disperser le Qi.

AVERTISSEMENT N'utilisez jamais le point GI4 au cours de la grossesse.

ASTHME

Une crise d'asthme est un problème aigu (de courte durée). Une personne souffrant de crises répétées présente un asthme chronique. Selon la médecine occidentale, ceci est provoqué par une hypersensibilité des tubes bronchiques qui, en se contractant, provoque difficultés respiratoires, sifflements et détresse, après quoi on observe souvent une toux productive. En médecine chinoise, on considère l'asthme comme une faiblesse des Poumons et des Reins, associée à des périodes d'invasion aigue de Vent et de Froid. Il est nécessaire de détendre la poitrine, nettoyer les Poumons et fortifier les Reins, qui entraînent l'Énergie dans le corps. Traitez les points P6 et Ding Chuan. Après une crise, tonifiez les points V13 et V23 et dispersez le point GI4.

La médecine naturelle a beaucoup à apporter à l'asthme ; demandez conseil à un professionnel.

AVERTISSEMENT En cas de difficultés respiratoires importantes, consultez un médecin immédiatement. N'utilisez jamais le point GI4 au cours de la grossesse.

Plantes *Racine d'aulnée, orties, thym*
Essences *Lavande, pin, gingembre*

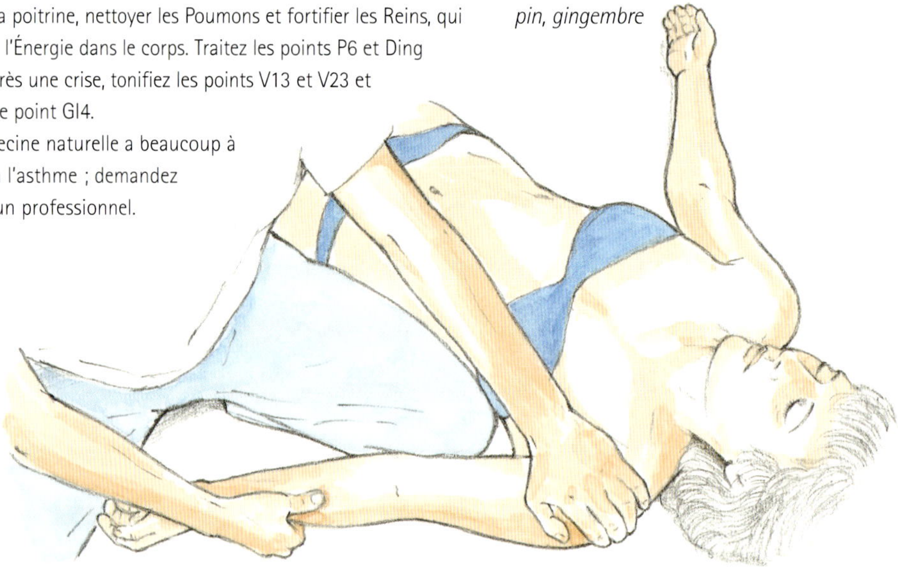

P6

Ce point se trouve 7 pouces au-dessus du creux du poignet, à l'intérieur de l'avant-bras, dans le prolongement du pouce. Dispersez-le afin de réguler les Poumons et faire descendre le Qi du Poumon pour arrêter la crise.

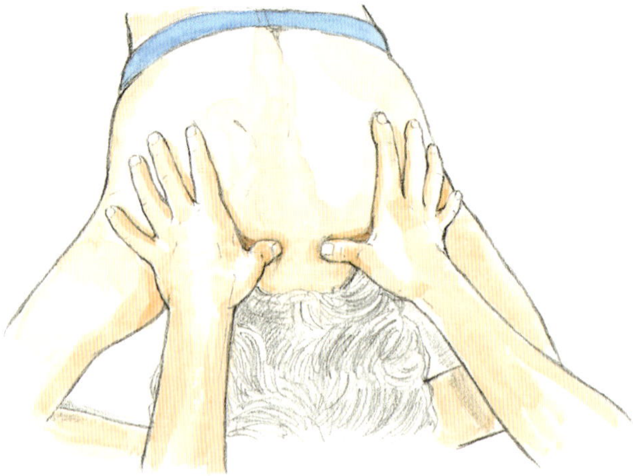

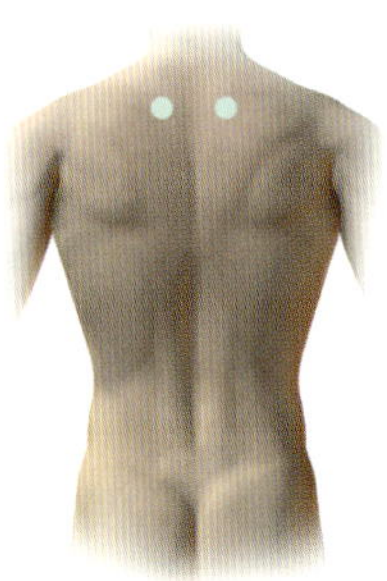

V13
(page 55)

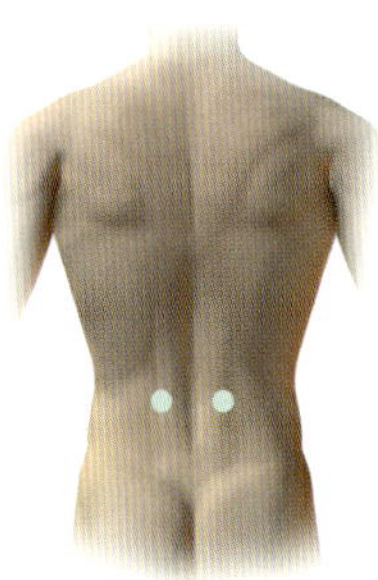

V23
(page 27)

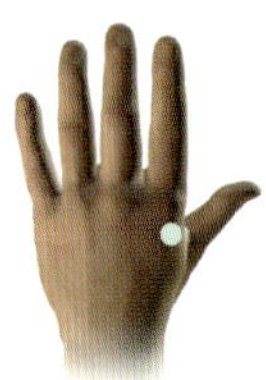

GI4
(page 24)

Ding Chuan

Ces points se situent à un demi-pouce de part et d'autre du point VG14, entre la 7e vertèbre cervicale et la 1ère vertèbre thoracique. Dispersez ces points et appliquez ensuite de l'essence de gingembre. Cela permet d'arrêter la crise et de faire disparaître l'oppression dans la poitrine.

BRONCHITE

En médecine occidentale, la bronchite est considérée comme une inflammation des muqueuses des tubes bronchiques, caractérisée par une respiration courte, rapide, sifflante, une toux productive et une infection. La médecine chinoise la considère comme un déséquilibre dans le métabolisme de l'eau et une faiblesse des Poumons. Il est nécessaire de fortifier les Poumons, d'ouvrir la poitrine et de réguler le métabolisme de l'eau. Traitez les points VC17, V13 et P1 dans les cas aigus ou chroniques et le point P9 dans les cas chroniques. La tonification du point Rte6 et E36 peut également être utile.

AVERTISSEMENT Utilisez la digitopuncture comme une aide au conseil professionnel. N'utilisez jamais le point Rte6 au cours de la grossesse.

Plantes *Écorce de cerisier sauvage, racine d'aulnée, échinacée, molène, mertensia paniculé, chou palmiste.*
Essences *Lavande, pin*

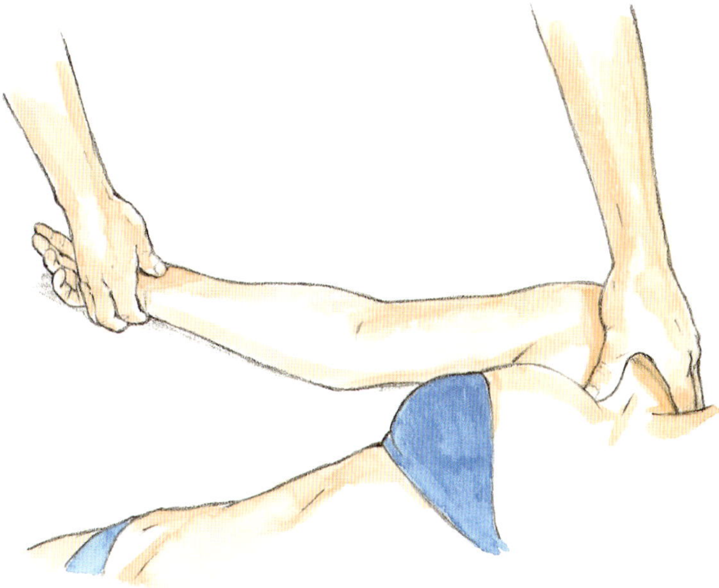

P1 et P9

Le point P1 se trouve sous la proéminence osseuse, en face de l'épaule, sous la clavicule. Dispersez-le en cas de crises aiguës et tonifiez-le pour les cas chroniques. Ce point permet de disperser la plénitude au niveau de la poitrine et d'évacuer le mucus. Le point P9 se trouve dans le creux du poignet, à la base du pouce, du côté de la paume. Tonifiez-le afin de fortifier le Yin du Poumon et supprimer les mucosités.

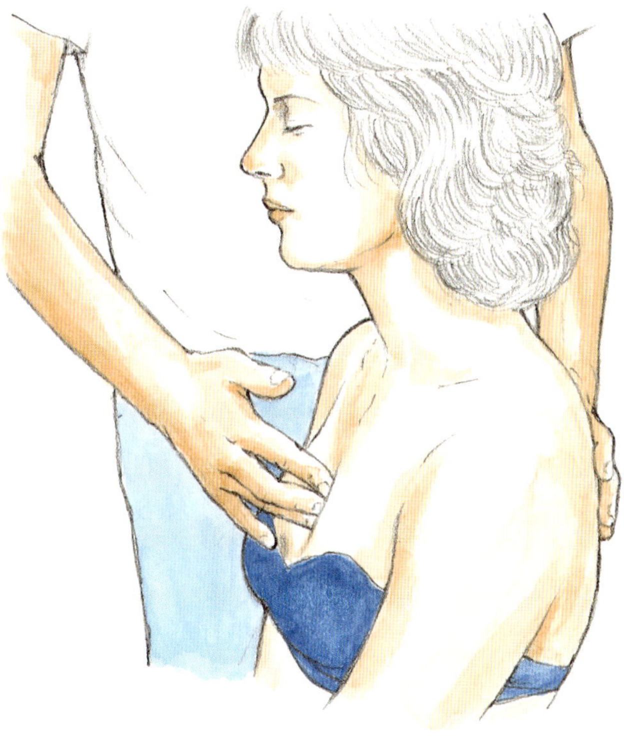

VC17 et V13

VC17 se trouve au milieu du sternum, entre les mamelons. En cas de crises aiguës, calmez-le. Pour les cas chroniques, tonifiez-le. Ce point stimule le Qi du Poumon et évacue le mucus. Le point V13 se situe entre les omoplates, à 2 doigts de part et d'autre des 3e et 4e vertèbres thoraciques. Dispersez-le en cas de crises aiguës et tonifiez-le dans les cas chroniques. Ce traitement permet de fortifier les Poumons et de nettoyer la Chaleur.

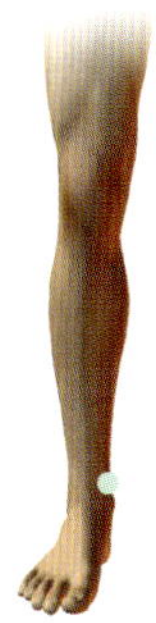

Rte6
(page 25)

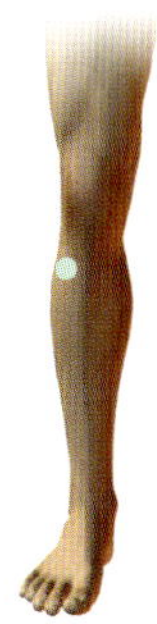

E36
(page 25)

Techniques de shiatsu en vue d'améliorer la respiration

Êtres stressé, rester longtemps assis contribuent à de mauvaises habitudes respiratoires. Nous respirons, en n'utilisant souvent qu'une faible partie de nos poumons. Une faiblesse inhérente au niveau des poumons est accrue par l'inaptitude à respirer lentement et profondément dans les parties inférieures des poumons. Certaines techniques de shiatsu y remédient.

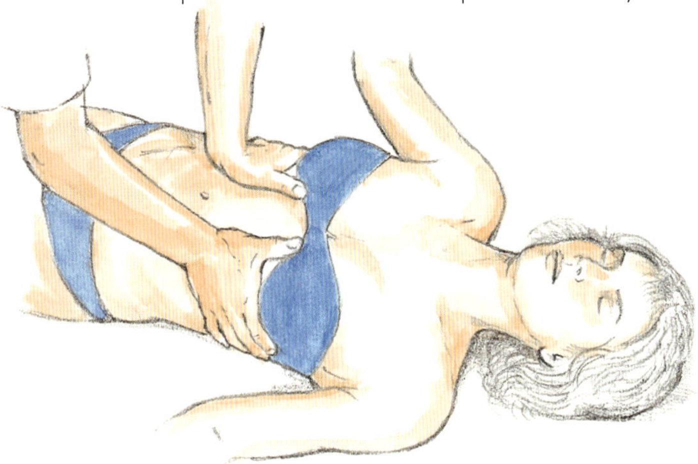

Pression sur les côtes

Le patient est allongé sur le dos. Il est possible que vous souhaitiez vous agenouiller à ses côtés. Placez vos mains sur les côtes inférieures en vous assurant qu'elles couvrent une large expansion de la cage thoracique. Lorsque le patient inspire, laissez vos mains s'adapter à la cage thoracique tout en gardant le contact. Au moment de l'expiration, appliquez une légère pression pour encourager une expiration plus profonde. Répétez ce mouvement 3 ou 4 fois en laissant le patient choisir le rythme de respiration.

TECHNIQUES DE DIGITOPUNCTURE POUR AMÉLIORER LA RESPIRATION

Selon la médecine chinoise, la respiration dépend des Reins ainsi que des Poumons étant donné que le Rein amène le Qi du Poumon vers le bas. Le fait de traiter les points VC6 et VC17 simultanément permet de stimuler cette fonction du Rein.

Concentrez-vous sur la connexion entre ces deux points (voir p. 28) afin d'augmenter la profondeur de la respiration.

VC6 et VC17

Le point VC6 se trouve 2 doigts sous l'ombilic, sur la ligne médiane de l'abdomen. Tonifiez-le afin d'évacuer l'Humidité au niveau du Poumon et de fortifier le Rein et le reste du corps. Le point VC17 se situe sur le sternum, entre les mamelons. Calmez ce point pour stimuler le Qi du Poumon et évacuer le mucus.

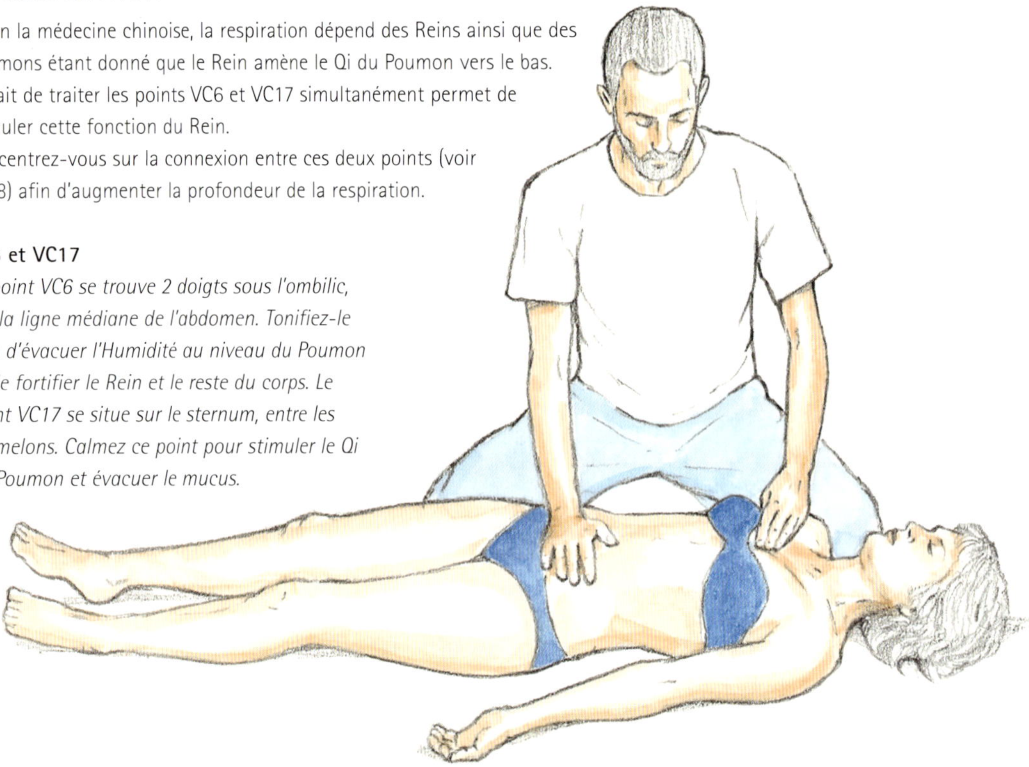

Digestion

Dans nos sociétés de restauration rapide nous ne nous accordons pas suffisamment de temps pour manger et digérer correctement. Le système digestif se rebelle contre ces aliments prêts-à-servir, ce qui se traduit par une digestion lente et une stagnation au niveau de l'intestin. Les symptômes vont du manque d'appétit aux ulcères, voire un cancer. Les médecins occidentaux reconnaissent aujourd'hui la nécessité d'autres habitudes alimentaires. En médecine chinoise, le fait de manger de manière régulière, la consommation de repas équilibrés et le temps laissé à la digestion est indispensable à la santé. La stimulation de la Rate et de l'Estomac, qui transforment les aliments et les liquides en Qi et en Sang, améliore la digestion.

Reportez-vous page 30 afin d'obtenir des renseignements concernant l'utilisation des plantes et des essences. Pour les techniques de stimulation des points de pression, voir page 29.

AVERTISSEMENT L'ensemble de ces cas peut être aigu (de courte durée) ou chronique (de longue durée). Si les symptômes sont graves, demandez conseil à un professionnel.

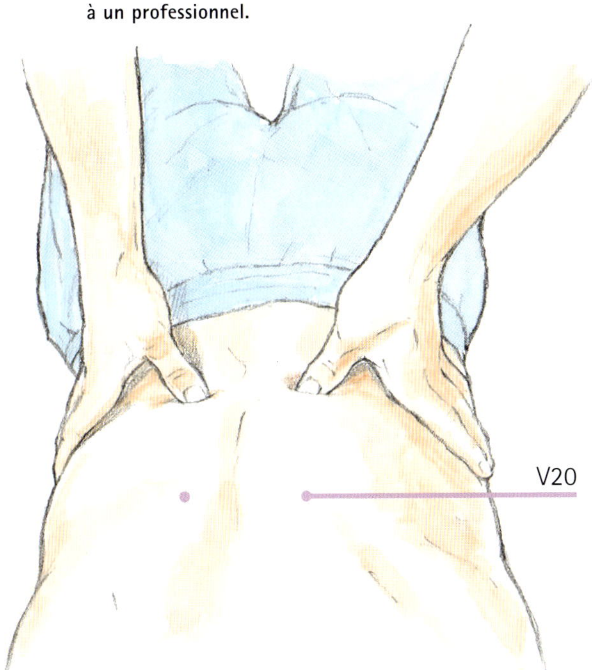

MAUVAISE DIGESTION/ANOREXIE

Si vous souffrez d'indigestion après avoir mangé, quel que soit le choix des aliments et la manière dont vous mangez, il se peut que vous souffriez d'une mauvaise digestion. Les symptômes peuvent être les suivants : faiblesse générale, anorexie, ballonnements, flatulences et selles molles. La médecine occidentale les interprète comme une dépression légère. La médecine chinoise y voit une faiblesse de la Rate et de l'Estomac. Il est nécessaire de fortifier et de réchauffer la Rate et l'Estomac. Traitez les points V23 et V20. Le fait de tonifier les points VG4, Rte6, E36 et E25 peut être utile.

AVERTISSEMENT N'utilisez jamais le point Rte6 au cours de la grossesse.

Plantes *Fenouil, reine-des-prés, bétoine pourprée, cardamome, cannelle*
Essences *Camomille, bergamote*

V23 et V20

Ces deux points se trouvent à 2 doigts de part et d'autre de la colonne. Le point V23 est au niveau des 2e et 3e vertèbres lombaires. Tonifiez-les afin d'augmenter le Yang du Rein – source de chaleur du corps. Les points V20 se situent au niveau des 11e et 12e vertèbres thoraciques. Tonifiez-les pour fortifier la Rate, ce qui aide la digestion et la formation de Qi et de Sang.

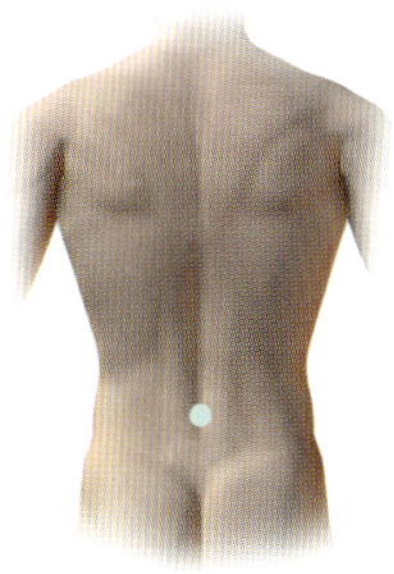

VG4
VG4 (page 38)

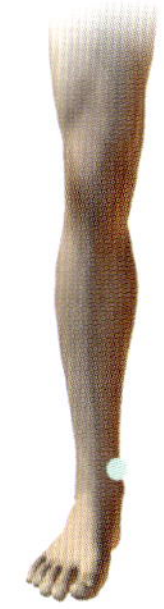

Rte6
(page 25)

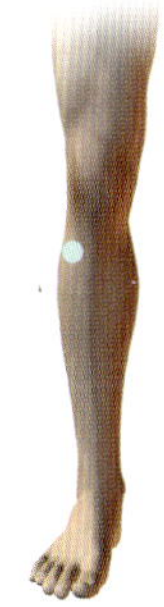

E36
(page 25)

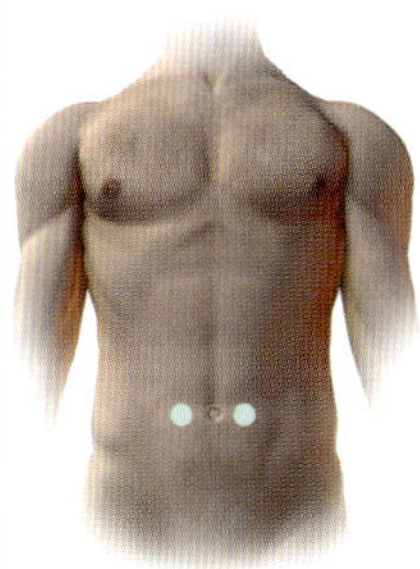

E25
(page 58)

INDIGESTION ET NAUSÉE

Le fait de manger rapidement sans prendre le temps de mâcher correctement ainsi que la surconsommation alimentaire engendrent une distension, une plénitude, des éructations et une douleur de l'abdomen, des ballonnements ainsi que des vomissements. En médecine chinoise comme en médecine occidentale, ces symptômes sont provoqués par la stagnation de la nourriture. Il est nécessaire de disperser cette stagnation et de stimuler la Rate, l'Estomac ainsi que la circulation au niveau de l'intestin. Traitez les points VC12, F13 et E25. Le fait de calmer le point MC6 et de disperser le point E36 peut également être utile.

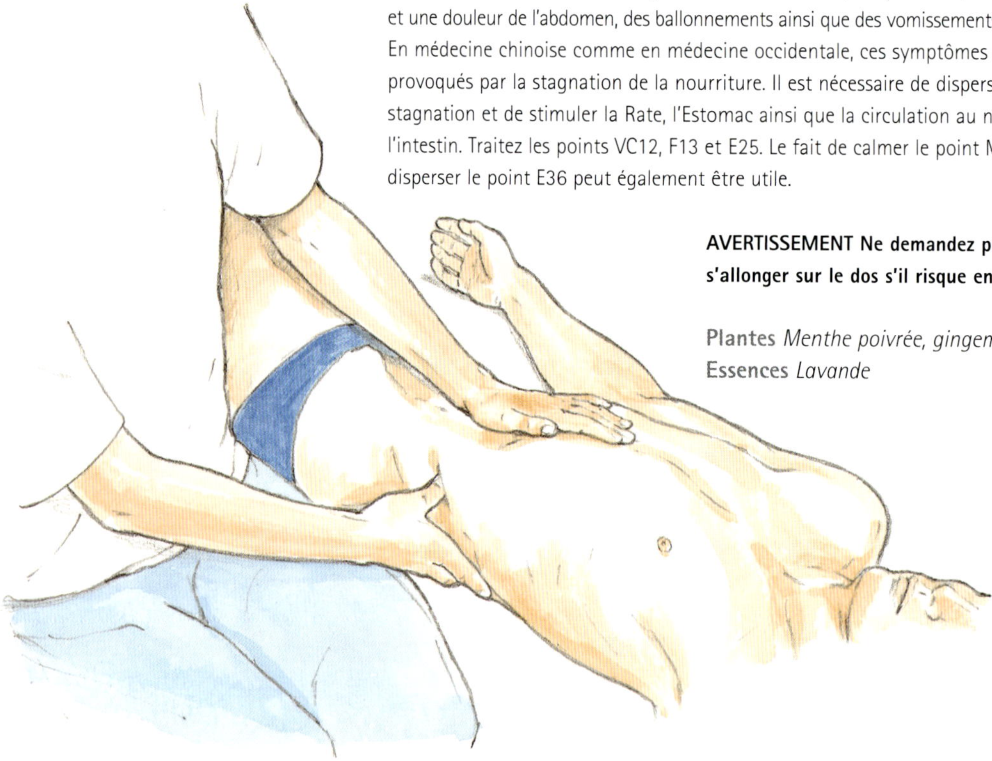

AVERTISSEMENT Ne demandez pas au patient de s'allonger sur le dos s'il risque encore de vomir.

Plantes *Menthe poivrée, gingembre, carvi, luzerne*
Essences *Lavande*

VC12 et F13

Le point VC12 se trouve 4 pouces au-dessus de l'ombilic sur la ligne médiane de l'abdomen. Dispersez ce point afin de stimuler la Rate et l'Estomac, déplacer la stagnation et arrêter les vomissements. Le point F13 se situe sous la 11ᵉ côte, sur le côté inférieur de la cage thoracique, dans le prolongement de l'os iliaque. Dispersez-le afin de déplacer la stagnation au niveau de l'Estomac et de stimuler la Rate.

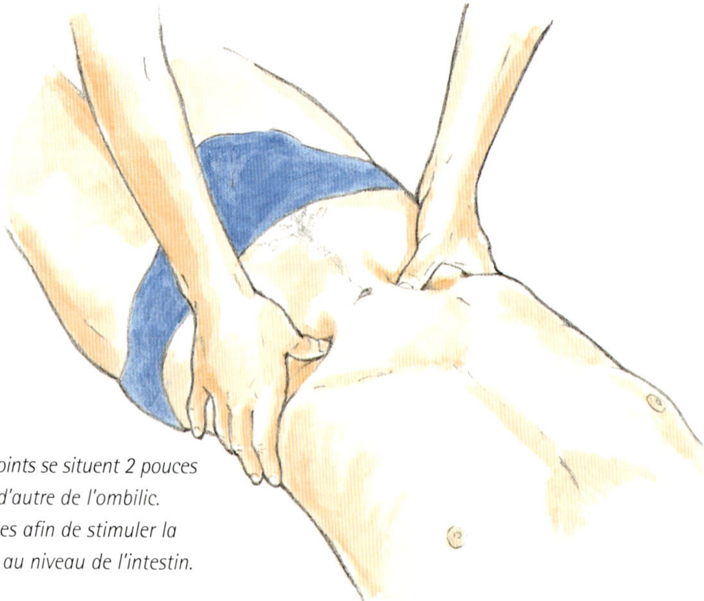

E25

Ces deux points se situent 2 pouces de part et d'autre de l'ombilic. Dispersez-les afin de stimuler la circulation au niveau de l'intestin.

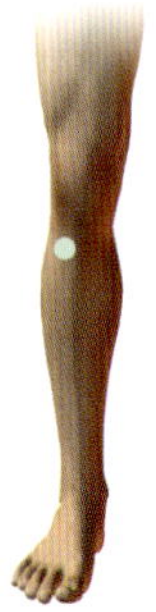

E36
(page 59)

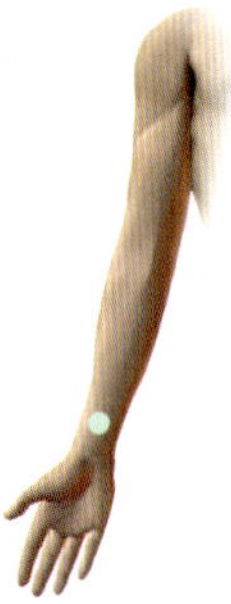

MC6
(page 24)

ACIDITÉ DE L'ESTOMAC

Un mauvais régime alimentaire, l'hyperphagie ainsi que le stress peuvent conduire à un taux d'acidité trop élevé dans l'Estomac, ce qui provoque les symptômes suivants : douleur importante, régurgitation, brûlures d'estomac et nausée. Les médecins occidentaux prescrivent des antiacides qui encouragent l'Estomac à produire plus d'acidité, le rendant ainsi plus acide à long terme. Évitez-les si possible : il est préférable d'adapter votre régime alimentaire. La médecine chinoise interprète cela comme une stagnation et une Chaleur excessive de l'Estomac. Il est nécessaire d'éliminer la stagnation, de supprimer la Chaleur et de refroidir et réguler l'Estomac. Traitez les points E43, E44, E41 et E36.

Plantes *Aneth, camomille*
Essences *Bergamote, camomille*

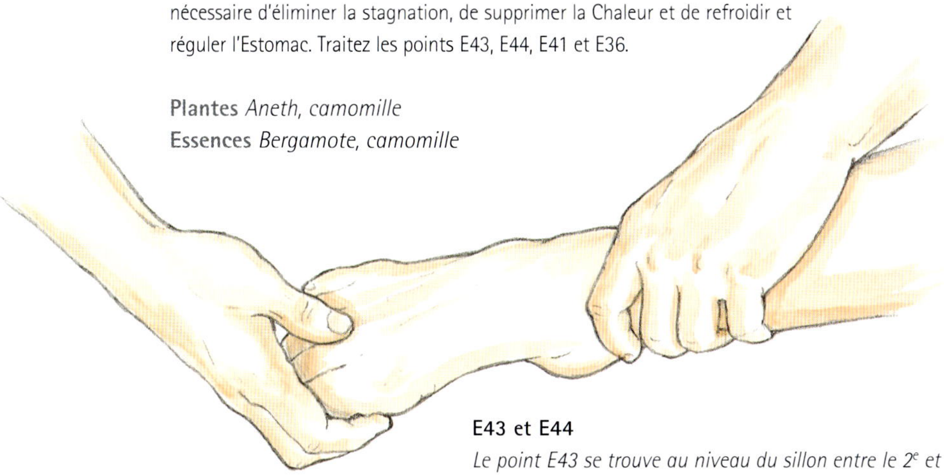

E43 et E44
Le point E43 se trouve au niveau du sillon entre le 2e et le 3e orteil, sur le haut du pied, à l'endroit où les os se rejoignent. Dispersez ce point pour refroidir l'Estomac. Le point E44 se situe à la base du 2e et 3e orteil, sur le haut du pied. Dispersez-le afin de supprimer la plénitude et la Chaleur de l'Estomac.

E41 et E36
Le point E41 se trouve au milieu de l'articulation de la cheville, sur le dessus. Dispersez-le pour supprimer la Chaleur de l'Estomac. Le point E36 se situe 4 doigts sous la rotule, à l'extérieur du tibia. Dispersez-le pour réguler l'Estomac et améliorer la circulation.

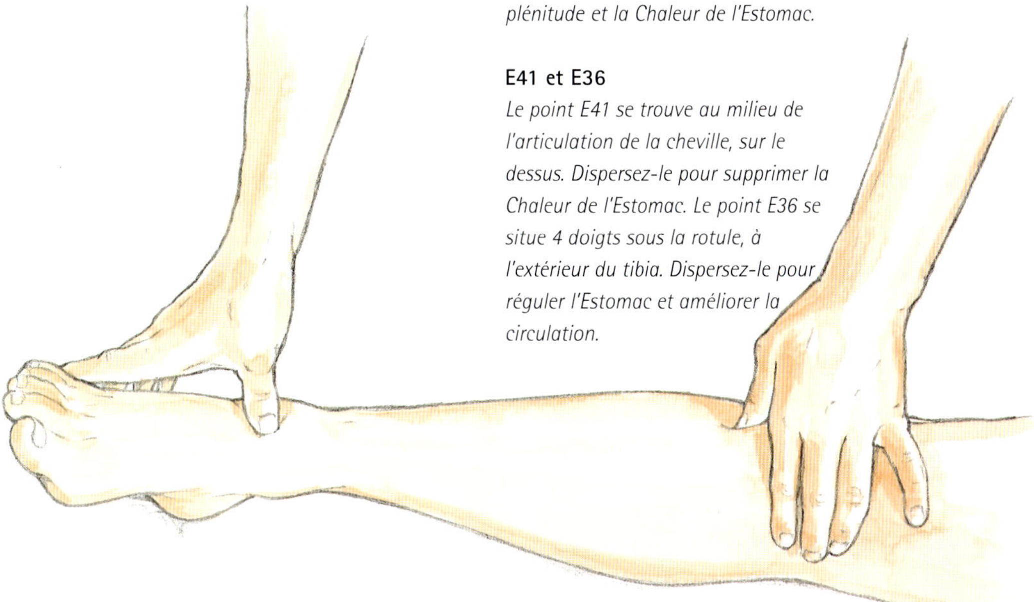

FLATULENCES ET BALLONNEMENTS

Il s'agit d'une accumulation de gaz dans l'estomac et/ou l'intestin qui sont rejetés par la bouche ou l'anus. La personne présente des symptômes de douleur abdominale, d'agitation et d'irritabilité. Selon la médecine occidentale, la cause de ces symptômes est la fermentation des aliments dans le tube digestif. L'interprétation chinoise consiste à dire qu'il y a stagnation de Chaleur Humide et déséquilibre du Foie et de la Rate, ce qui provoque les flatulences. Il est nécessaire de réguler le Foie et la Rate et de supprimer la Chaleur Humide. Traitez les points Rte4, F3 et E36. Le fait de disperser le point VC12 et de calmer le point MC6 peut également être utile.

Plantes *Pour la cuisine : marjolaine, fenouil, coriandre, anis, cardamome, aneth, cumin.*
En tisane : menthe poivrée, cataire, citronnelle
Essences *Camomille, fenouil, bergamote, cardamome*

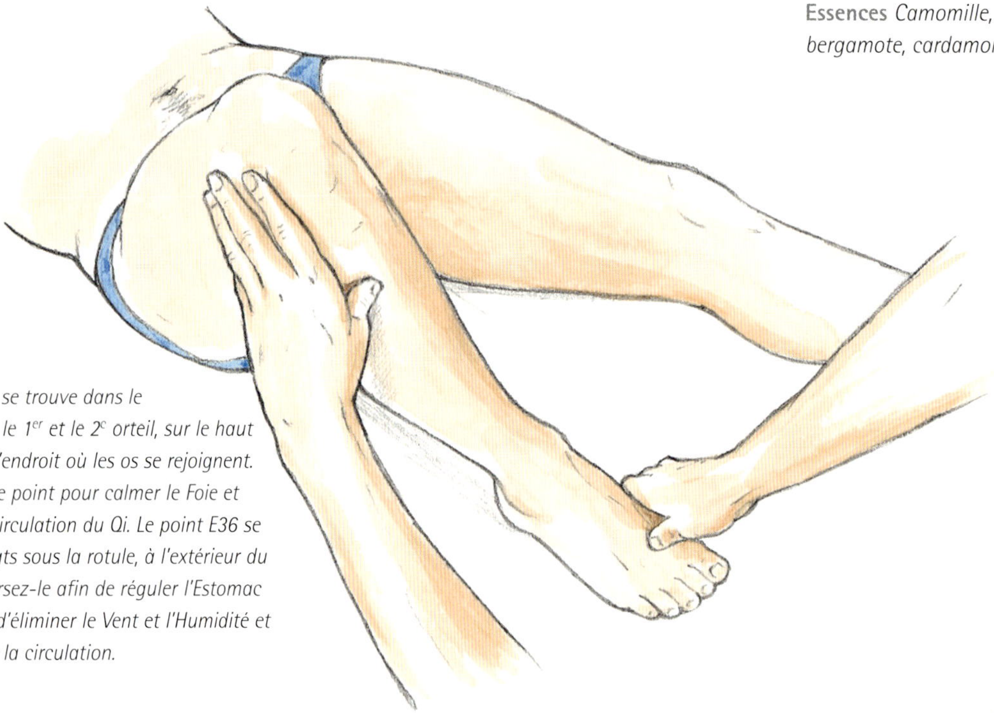

F3 et E36

Le point F3 se trouve dans le sillon entre le 1er et le 2e orteil, sur le haut du pied, à l'endroit où les os se rejoignent. Dispersez ce point pour calmer le Foie et réguler la circulation du Qi. Le point E36 se situe 4 doigts sous la rotule, à l'extérieur du tibia. Dispersez-le afin de réguler l'Estomac et la Rate, d'éliminer le Vent et l'Humidité et de stimuler la circulation.

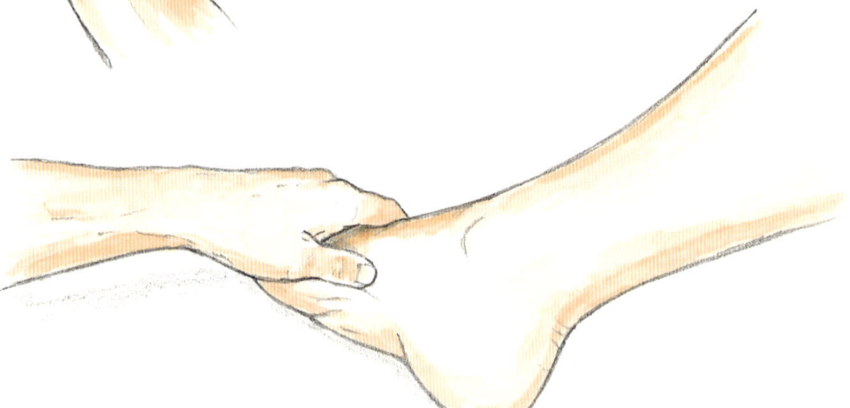

Rte4

Ce point se trouve à l'intérieur de la cambrure du pied, sous la base du gros orteil. Dispersez-le pour réguler le milieu du corps et calmer l'Estomac et la Chaleur Humide.

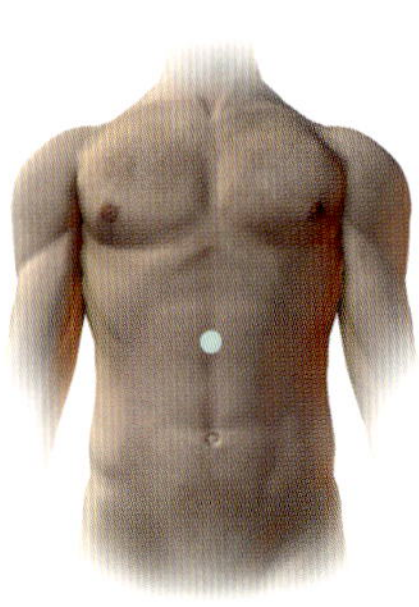

VC12
(page 58)

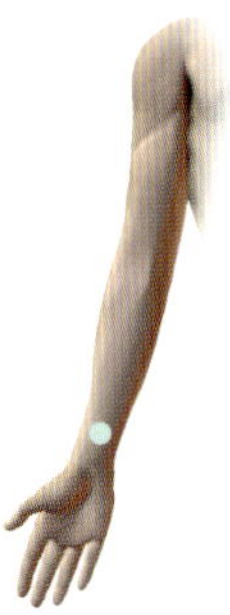

MC6
(page 24)

Élimination

L'intestin et la vessie éliminent les déchets et absorbent les nutriments essentiels restants. Le rein filtre les liquides afin de maintenir les niveaux de liquides dans le corps. Dans la médecine occidentale, les problèmes d'élimination sont liés au régime alimentaire, à une infection et à un côlon irritable ou à la vessie. La médecine chinoise reconnaît l'interaction entre le contenu liquide de la vessie et l'intestin et celui des aliments consommés.

Reportez-vous page 30 afin d'obtenir des renseignements concernant l'utilisation des plantes et des essences. Pour les techniques de stimulation des points de pression, voir page 29.

CONSTIPATION

Les intestins ne s'ouvrent pas régulièrement ou entièrement et les selles sont sèches et dures. Selon la médecine occidentale, ceci peut être provoqué par une absorption excessive d'eau, des spasmes ou un manque de tonus des muscles de la paroi intestinale, un régime alimentaire faible en fibres, une occlusion intestinale ou une négligence de l'envie d'aller à la selle. La médecine chinoise considère un problème récent comme une Chaleur interne excessive provoquée par une alimentation chaude et épicée ou des problèmes d'ordre émotionnel. Il est probable qu'un problème de longue durée vienne d'une faiblesse du Qi et du Sang. Il est nécessaire d'équilibrer la fonction du Côlon. Traitez les points V25 et V18 : tonifiez dans le cas d'un problème chronique et dispersez si le problème est récent. Le fait de traiter les points TR6 et E25 peut également être utile.

Plantes *Basilic, pissenlit, graines de sésame*
Essences *Romarin*

AVERTISSSEMENT Évitez de prendre des traitements purgatifs. Si le fonctionnement habituel de votre intestin change ou si la constipation apparaît soudainement, consultez un médecin.

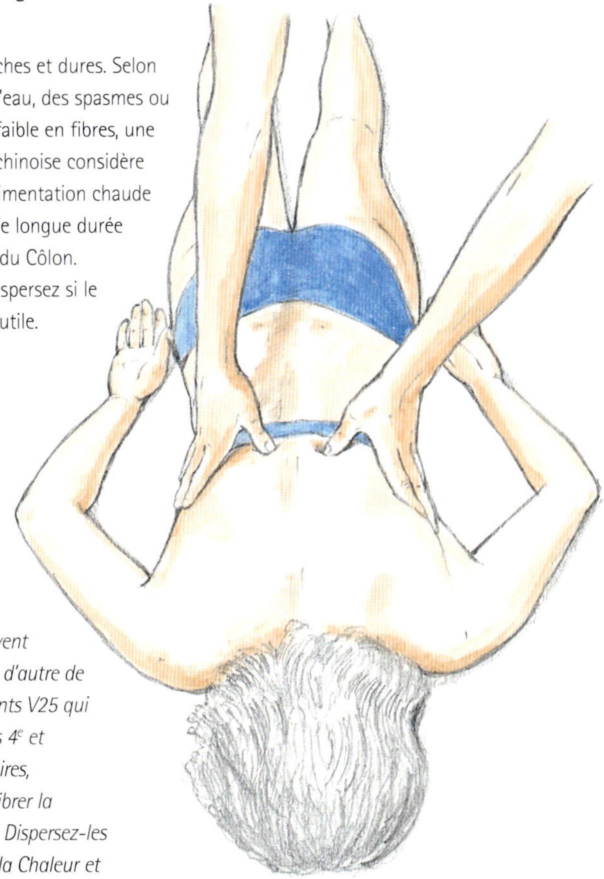

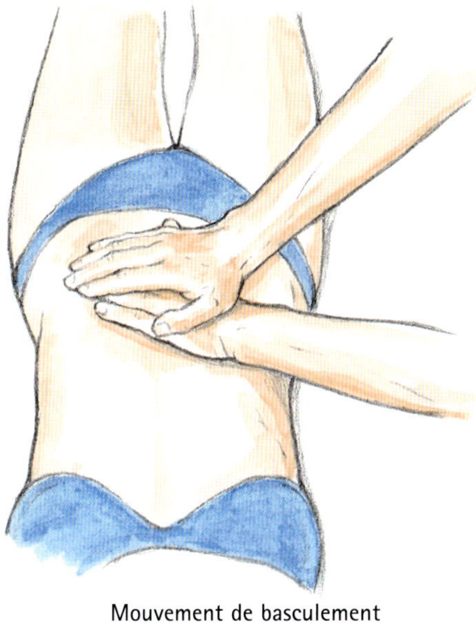

V25 et V18
Ces points se trouvent 2 doigts de part et d'autre de la colonne. Les points V25 qui sont au niveau des 4e et 5e vertèbres lombaires, permettent d'équilibrer la fonction du Côlon. Dispersez-les afin de supprimer la Chaleur et tonifiez-les pour fortifier un Qi et un Sang faibles. Les points V18 se situent au niveau des 9e et 10e vertèbres thoraciques. Tonifiez-les pour réguler le Foie et la circulation. Dispersez-les afin de disperser le Qi stagnant ainsi que la stagnation au niveau du Côlon.

Mouvement de basculement
Mettez-vous à genoux et placez le talon de la main sur le haut de l'autre main, du côté droit de l'abdomen. Effectuez ensuite un mouvement de basculement semblable à une vague, des talons jusqu'au bout des doigts. Le rythme doit être lent. Il accompagne le mouvement du contenu de l'intestin.

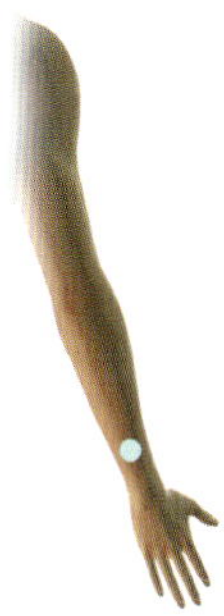

TR6
(page 47)

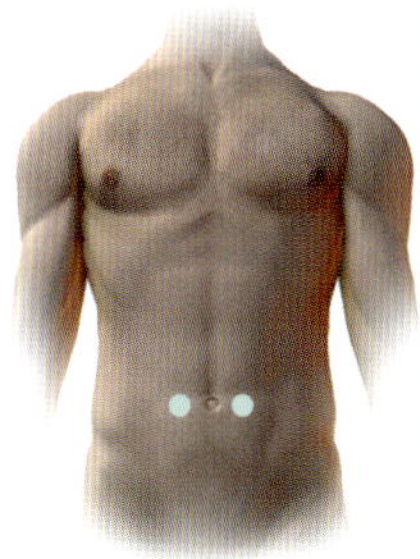

E25
(page 58)

DIARRHÉE

La médecine occidentale considère des selles molles comme une mauvaise absorption ou un excès de liquides et de mucus au niveau de l'intestin, provoqués par le régime alimentaire, la nervosité ou une infection et propose un traitement à base d'antibiotiques ou de kaolin et de morphine par exemple. Selon la médecine chinoise, il s'agit d'un manque de Qi Yang réchauffant dans la Rate, l'Estomac et le Rein ou de l'absorption excessive d'aliments Humides. Traitez les points V23, V22, V20 et E37 en les tonifiant dans le cas d'un problème durable et en les dispersant si le problème est récent. Le fait de traiter les points V25, VC4, E36, Rte9 et E25 peut également être utile.

AVERTISSEMENT Des cas graves peuvent engendrer une déshydratation. Si la diarrhée persiste après 24 heures (3 à 4 heures chez les enfants), consultez votre médecin.

Plantes *Cannelle, cenelle, écorce d'épineux, feuilles de framboisier, orties, myrtille, fruits du rosier*
Essences *Lavande, camomille, cyprès*

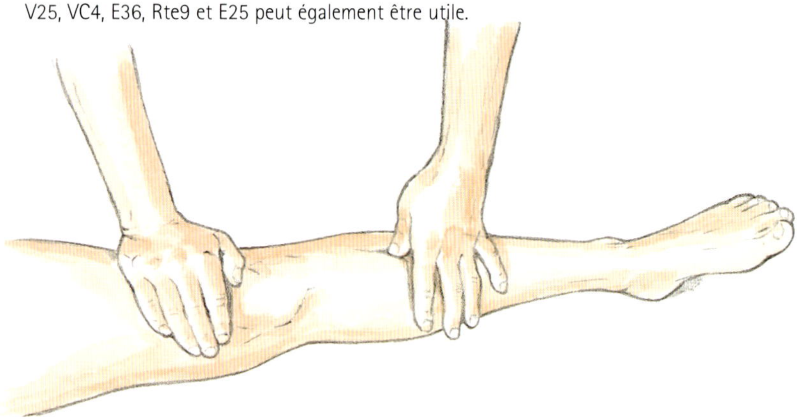

E37
Ce point se trouve 8 doigts sous la rotule, à l'extérieur du tibia, et permet de supprimer la Chaleur Humide de l'intestin.

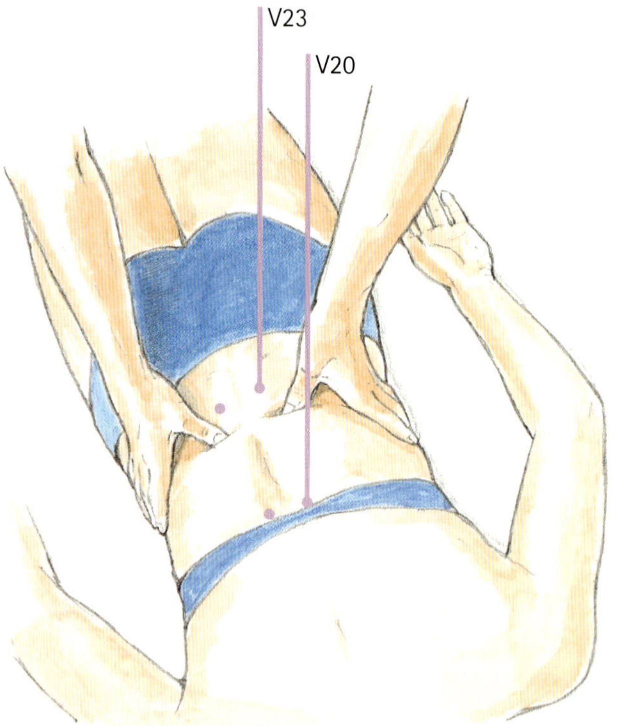

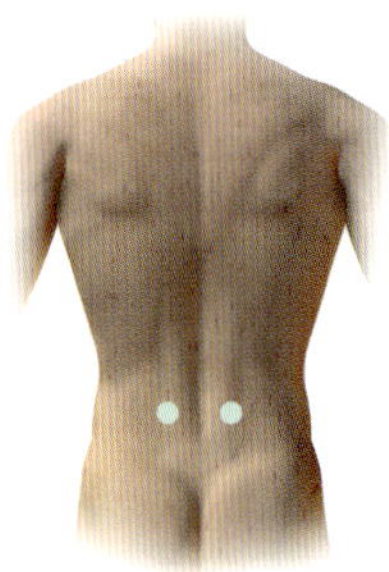

V25
(page 61)

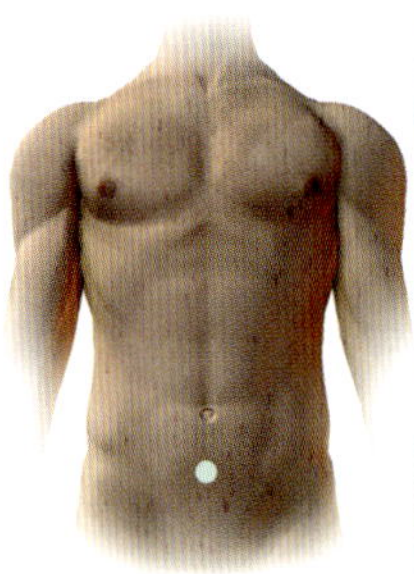

VC4
(page 27)

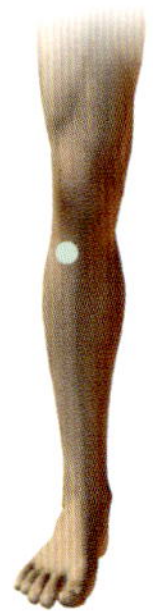

E36
(page 25)

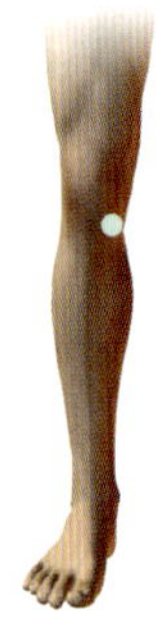

Rte9
(page 78)

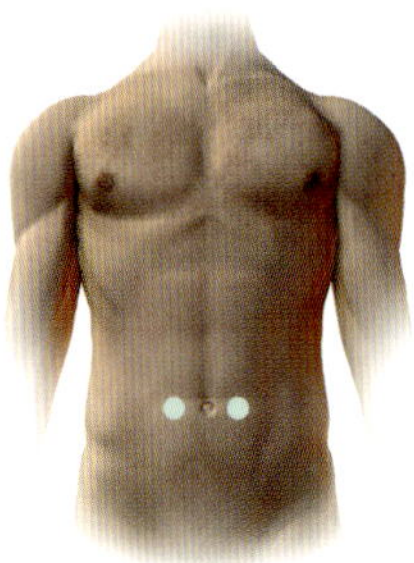

E25
(page 58)

V23, V22 et V20
Ces points de situent tous à 2 doigts de part et d'autre de la colonne vertébrale. Les points V23 sont au niveau des 2e et 3e vertèbres lombaires. Ils permettent de fortifier le Rein – source de Qi Yang et d'éliminer l'Humidité. Les points V22 se trouvent au niveau des 1re et 2e vertèbres lombaires – ils permettent de réguler le mouvement de l'eau dans le bas du corps. Les points V20 sont au niveau des 11e et 12e vertèbres thoraciques et permettent de réguler la Rate et d'éliminer l'Humidité.

CYSTITE

Une douleur dans le bas du bassin et le dos, une miction fréquente et douloureuse, une odeur forte, une urine trouble et éventuellement de la fièvre, sont les symptômes d'une cystite. Pour la médecine occidentale, cela correspond à une inflammation de la vessie provoquée par une infection et se traite avec des médicaments, du repos et la recommandation de boire beaucoup d'eau. Les médecins chinois voient dans ces symptômes une accumulation de Chaleur Humide dans la Vessie, provoquée par un mauvais régime alimentaire, des problèmes d'ordre émotionnels ou une faiblesse du Qi et du Sang. Il est nécessaire de supprimer la Chaleur Humide et de favoriser la miction. Traitez les points E29, VC3 et V32. Le fait de disperser les points V40 et V60 peut également être utile.

AVERTISSEMENT N'utilisez jamais le point V60 au cours de la grossesse.

Plantes *Gaillet, guimauve, pissenlit, orties, barbe de maïs, chiendent, gingembre, chou palmiste*

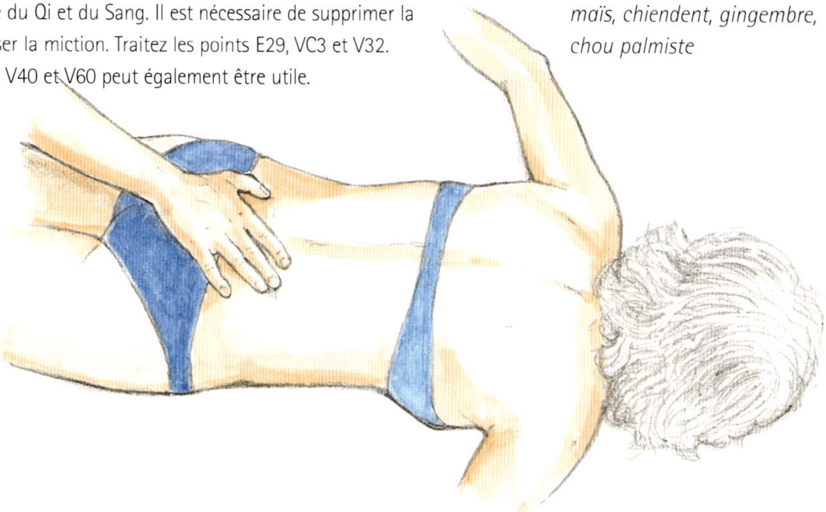

V32

Le point V32 se trouve dans les 2e creux sacrés de part et d'autre de la colonne. Calmez ces points en posant votre paume sur le sacrum. Cela permet de stimuler le Qi du Rein afin d'améliorer la fonction de la Vessie, de réguler le bas du corps et de supprimer la stagnation.

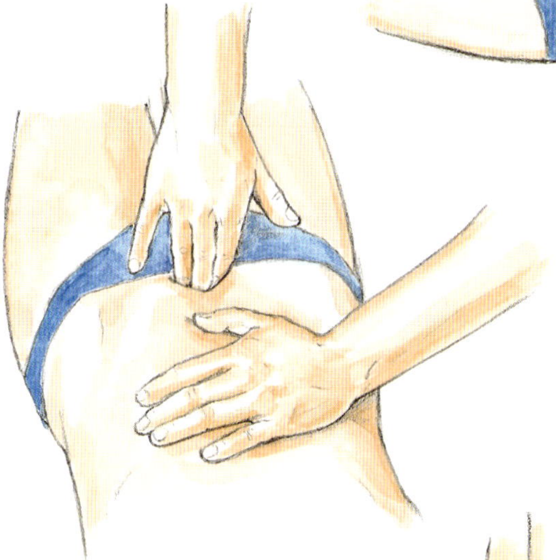

VC3

Le point VC3 se situe sur la ligne médiane de l'abdomen, 4 pouces sous l'ombilic. Dispersez-le afin d'éliminer la Chaleur Humide et de réguler la Vessie et le bas du corps.

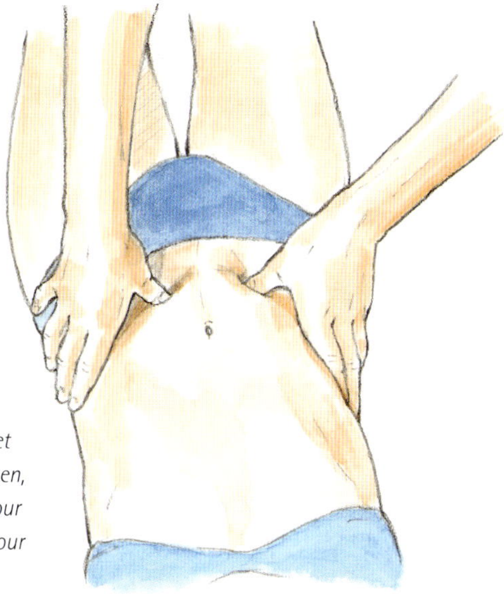

E29

Ce point se trouve à 2 pouces de part et d'autre de la ligne médiane de l'abdomen, 4 pouces sous l'ombilic. Dispersez-le pour déplacer le Sang et le Qi stagnant et pour supprimer la Chaleur Humide.

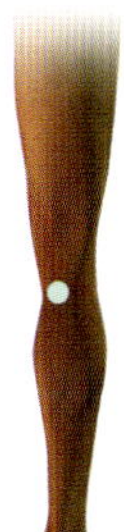

V40

(page 85)

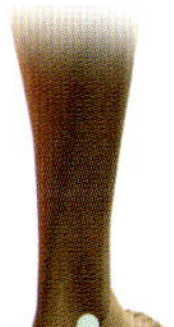

V60

(page 83)

Système de reproduction

Notre corps contient une quantité importante de liquides : environ 5 litres de sang et 10 litres de lymphe qui doivent circuler de manière continue afin de nourrir le corps et transporter les déchets pour les évacuer. Les médecins occidentaux considèrent la mauvaise circulation comme le résultat d'un mauvais régime alimentaire, du fait de fumer, d'un taux de cholestérol trop élevé, du manque d'exercice ou d'une faiblesse congénitale des vaisseaux sanguins. Le traitement va d'une modification du régime alimentaire à la prise de médicaments, voire la chirurgie. Les Chinois admettent l'influence du mode de vie sur la circulation mais soulignent également la relation entre le Qi et le Sang. Le Qi déplace le Sang et le Sang nourrit le Qi. Il est nécessaire de fortifier et de déplacer le Qi et de nourrir et revigorer le Sang.

Reportez-vous page 30 afin d'obtenir des renseignements concernant l'utilisation des plantes et des essences. Pour les techniques de stimulation des points de pression, voir page 29.

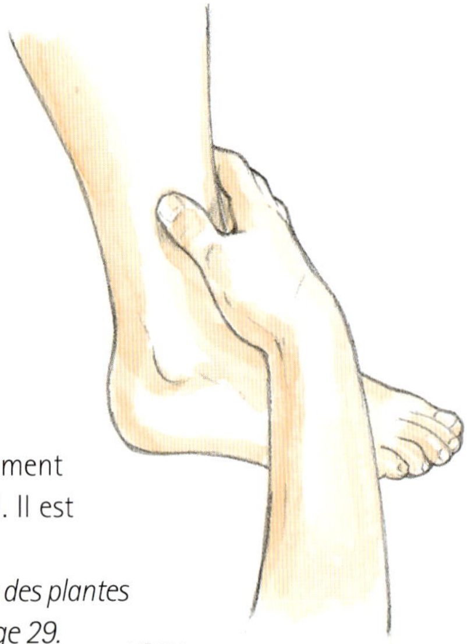

VB39

Il s'agit d'un point spécial pour la moelle osseuse, situé 4 doigts au-dessus de l'os externe de la cheville, à l'avant du péroné. Tonifiez-le afin de revigorer les Méridiens Yang des jambes.

MAINS ET PIEDS FROIDS

Des extrémités froides peuvent être un problème régulier ou lié à la saison. L'explication occidentale en est un spasme des plus petites artères des membres, probablement provoqué par des influences nerveuses et aggravé par temps froid, qui affecte la circulation. Les Chinois y voient une faiblesse du Sang, du Qi Yang et de la circulation. Il est nécessaire de tonifier le Qi et le Sang et de favoriser la circulation. Traitez les points VB39 et GI10. Le fait de tonifier les points GI4, MC6, E36, Rte6 et F3 peut également être utile.

AVERTISSEMENT N'utilisez jamais les points GI4 et Rte6 au cours de la grossesse.

Plantes *Gingembre séché, cannelle, ail*

Essences *Poivre noir*

GI10

Ce point se trouve 2 pouces sous le creux à l'extérieur du coude, dans le prolongement du milieu de l'arrière du poignet – ce point gouverne les Méridiens Yang des bras. Tonifiez-le afin d'améliorer la circulation.

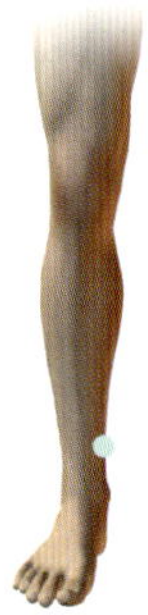

Rte6
(page 25)

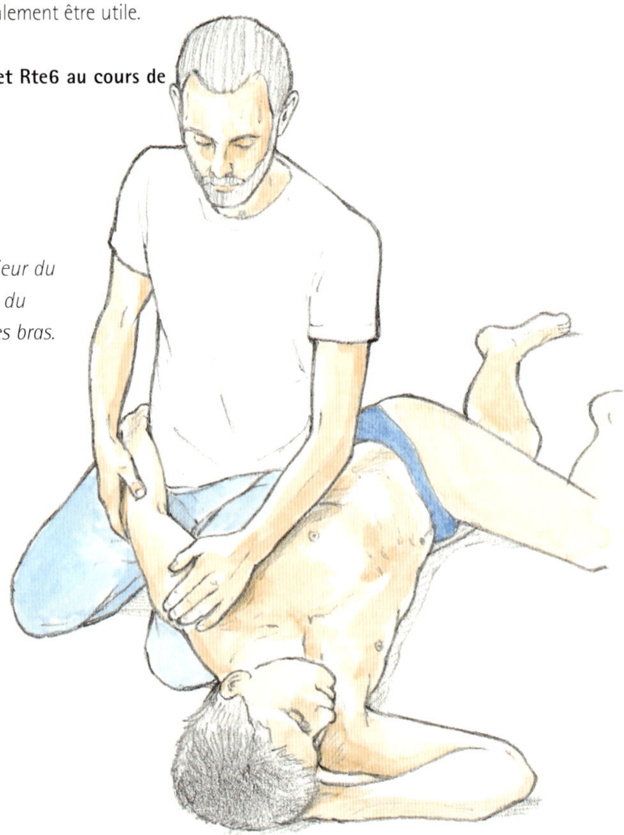

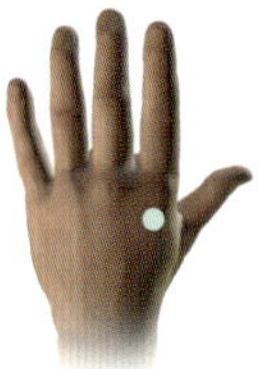

GI4
(page 24)

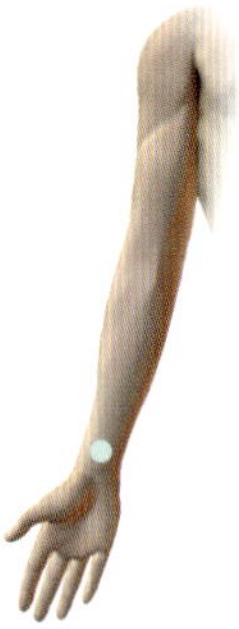

MC6
(page 24)

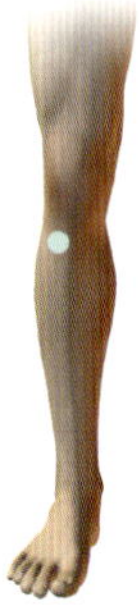

E36
(page 25)

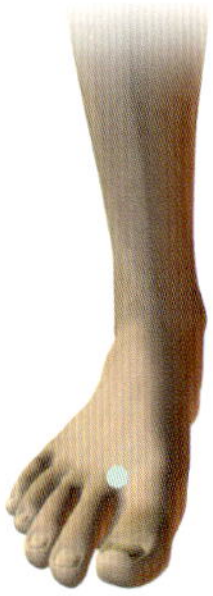

F3
(page 25)

HÉMORROÏDES

Les hémorroïdes sont les veines de la partie inférieure de l'intestin qui sont distendues, inflammées et peuvent saigner. La médecine occidentale y voit le résultat d'un mode de vie sédentaire, d'une surconsommation alimentaire et de constipation, ou d'une grossesse. Il peut également y avoir un symptôme de maladie localisée plus haut dans le tube digestif. Le traitement comprend un régime alimentaire, de l'exercice, la prise de médicaments et éventuellement de la chirurgie. Selon la médecine chinoise, les hémorroïdes sont engendrées par un mode de vie et un régime alimentaire inadaptés qui provoquent une Chaleur Humide dans l'intestin, une stagnation du Sang dans le bassin et une baisse de Qi. Il est nécessaire de revigorer la circulation du Qi et du Sang et d'augmenter le Qi. Traitez les points VG20, VG1 et V57.

AVERTISSEMENT Si les hémorroïdes saignent, consultez votre médecin.

Plantes *Achillée en poudre, baie de laurier, ficaire ou consoude sous forme de cataplasme ou mélangées à de l'huile essentielle et appliquées sur les hémorroïdes. Patience frisée et ortie si les hémorroïdes saignent, appliquées de la même manière.*
Essences *Cyprès, calendula, myrrhe*

AVERTISSEMENT N'utilisez jamais les huiles essentielles de calendula ou de myrrhe ou les baies de laurier au cours de la grossesse.

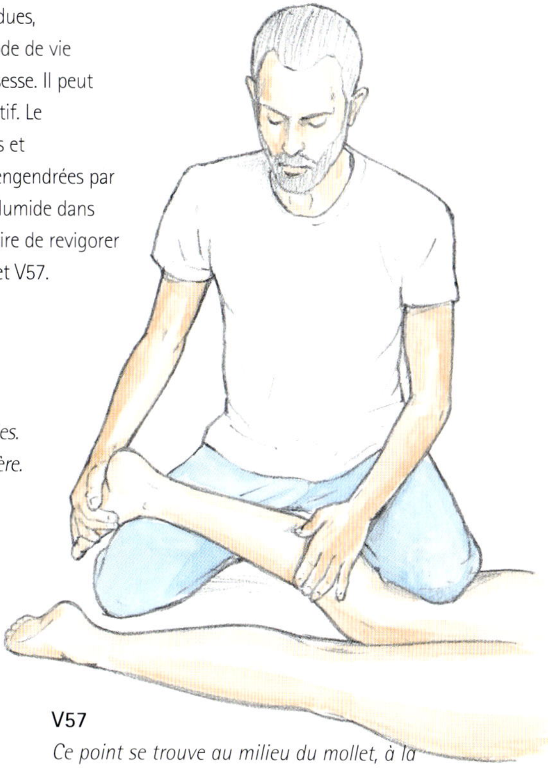

V57

Ce point se trouve au milieu du mollet, à la jointure entre le muscle et le tendon. Tonifiez-le pour déplacer la stagnation de Sang dans le bassin.

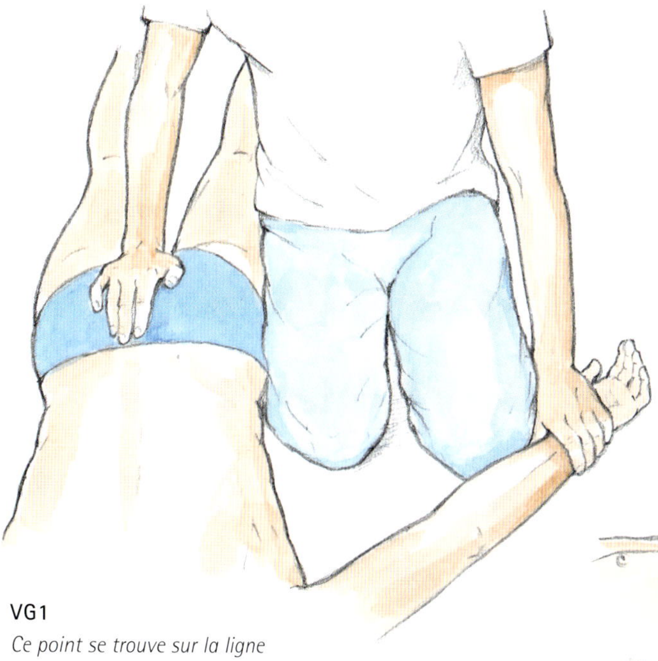

VG1

Ce point se trouve sur la ligne médiane, à mi-distance entre le coccyx et l'anus. Calmez-le en plaçant votre paume sur cette zone, cela permet de supprimer le blocage et la stagnation dans les Vaisseaux Conception et Gouverneur et d'atténuer la douleur.

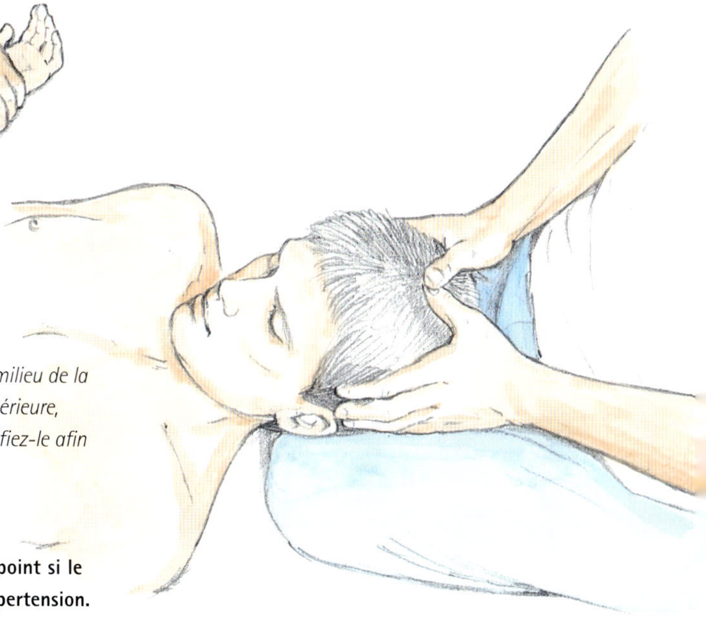

VG20

Ce point se situe au milieu de la tête, sur la partie supérieure, entre les oreilles. Tonifiez-le afin d'augmenter le Qi.

AVERTISSEMENT
N'utilisez jamais ce point si le patient souffre d'hypertension.

Appareil génital

Le système de reproduction est régulé par le système hormonal et la circulation du sang. Ces rythmes internes sont affectés par des facteurs d'ordre physique, émotionnel et nutritionnel.

Reportez-vous page 30 afin d'obtenir des renseignements concernant l'utilisation des plantes et des essences. Pour les techniques de stimulation des points de pression, voir page 29.

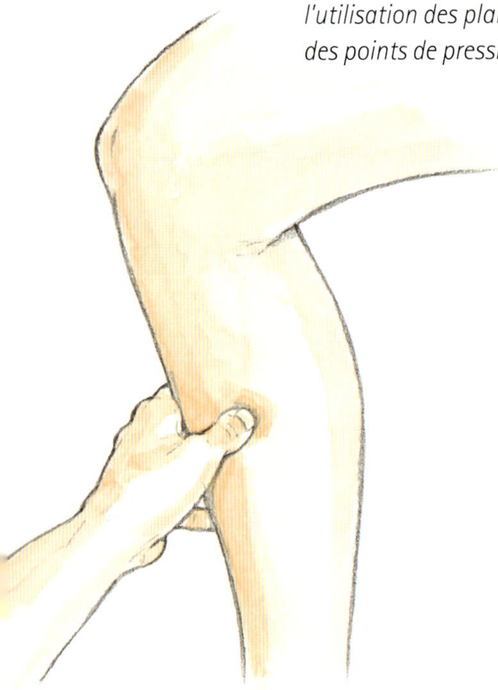

DOULEURS LIÉES AU CYCLE

Ces douleurs sont très fréquentes et la médecine occidentale établit un certain nombre de causes, y compris anémie, inflammation, développement imparfait de l'utérus et des ovaires, endométriose, fibromes et cancer. Selon la médecine chinoise, l'exposition au froid, la consommation excessive d'aliments froids ainsi qu'une faiblesse du Qi et du Sang peuvent perturber le cycle. Il est nécessaire de réguler le Qi, le Sang ainsi que les organes internes, en particulier le Foie, la Rate et les Reins.

AVERTISSEMENT Si les douleurs sont importantes, demandez conseil à un professionnel.

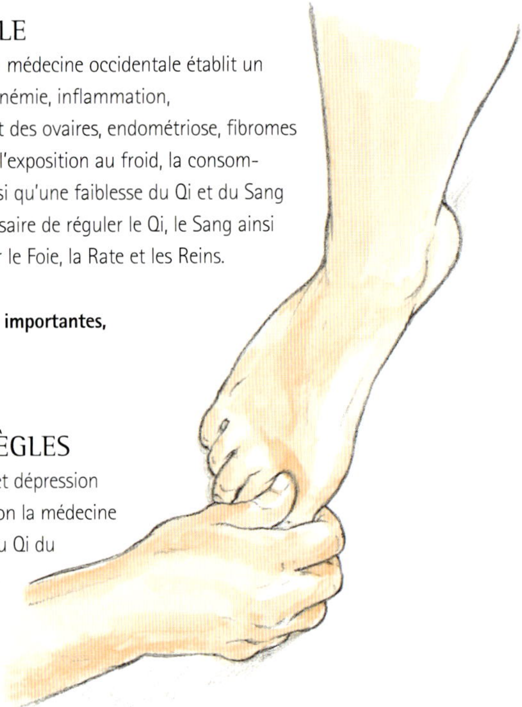

DOULEURS AVANT LES RÈGLES

Ballonnement, seins enflés, irritabilité et dépression accompagnent souvent la douleur. Selon la médecine chinoise, ceci traduit une stagnation du Qi du Foie. Traitez les points Rte8, F3 et VC6. Le fait de calmer le point VC3 peut également être utile.

Plantes *Igname, carvi, rhizome de gingembre*
Essences *Cyprès, mélisse*

Rte8
Ce point se trouve 4 doigts sous l'intérieur de l'articulation du genou, entre le muscle du mollet et le tibia. Dispersez-le afin de faire circuler le Sang et supprimer la stagnation au niveau de l'utérus.

F3
Ce point se situe sur le sillon entre le 1er et le 2e orteil, sur le haut du pied, à l'endroit où les os se rejoignent. Dispersez-le afin de réguler la circulation du Qi et du Sang.

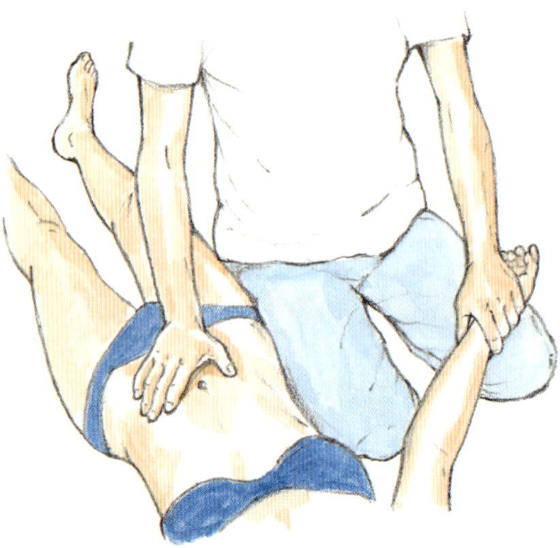

VC6
Ce point se trouve 2 doigts sous l'ombilic, sur la ligne médiane de l'abdomen. Calmez-le en y plaçant votre paume afin de réguler la circulation de Qi et de faire disparaître la douleur.

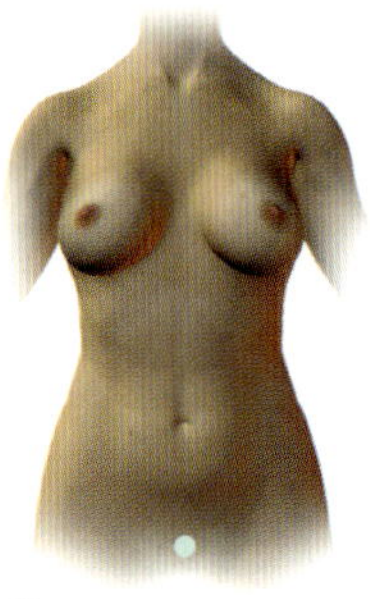

VC3
(page 63)

DOULEURS PENDANT LES RÈGLES

Les douleurs sont souvent fortes, irradiant vers le bas du dos et les cuisses et s'intensifient en appuyant sur le bas du ventre. Des caillots de sang et un flux abondant accompagnent souvent les douleurs. Selon la médecine chinoise, il s'agit d'une stagnation du Sang provoqué par un déséquilibre Rate-Foie. Traitez les points Rte6 et E36. Le fait de calmer les points VC6 et VC4 et de tonifier le point V23 peut également être utile.

Plantes *Identiques à celles utilisées en cas de douleurs avant les règles et agripaume cardiaque*

Essences *Identiques à celles utilisées en cas de douleurs avant les règles*

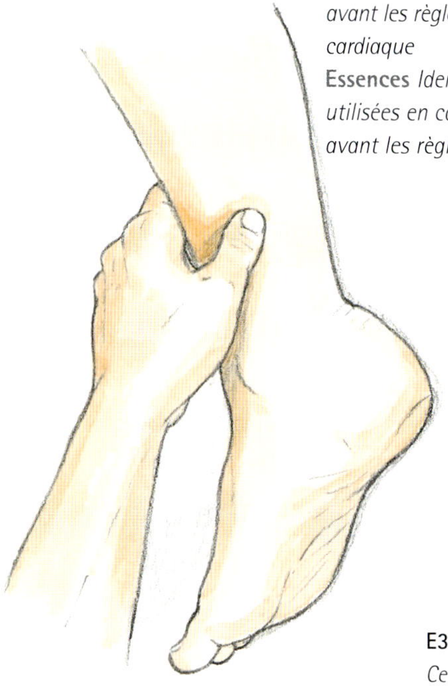

Rte6

Ce point se situe 4 doigts au-dessus de l'os de la cheville, du côté interne, à l'arrière du tibia. Dispersez-le afin de réguler les Méridiens Yin des jambes ainsi que le Qi et le Sang au niveau de l'utérus.

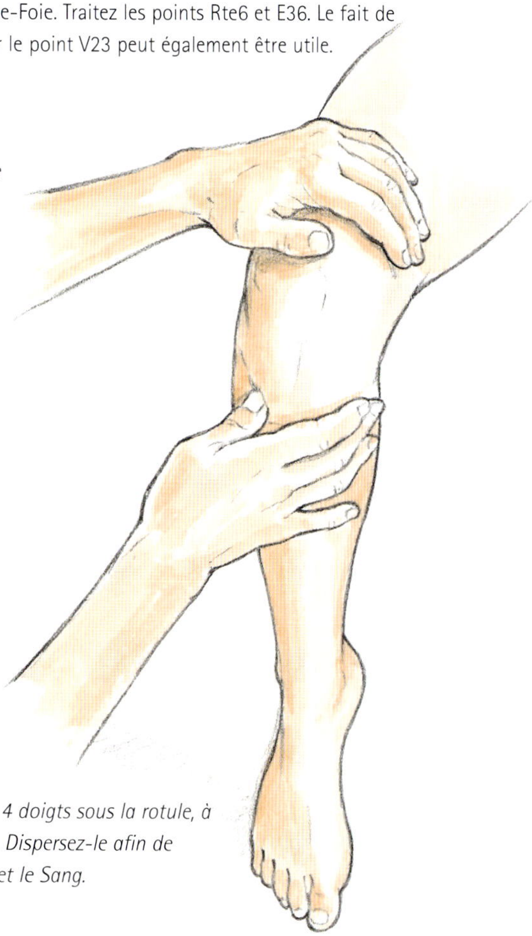

E36

Ce point se trouve 4 doigts sous la rotule, à l'extérieur du tibia. Dispersez-le afin de faire circuler le Qi et le Sang.

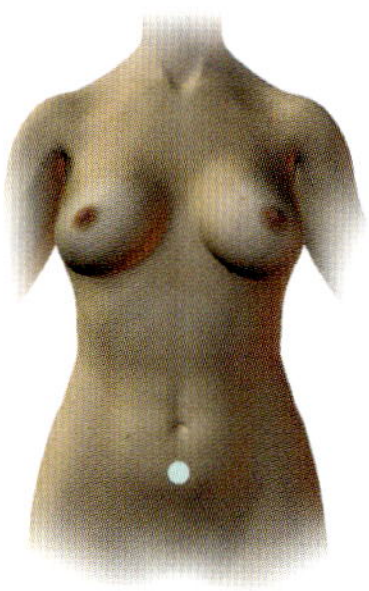

VC6

(page 66)

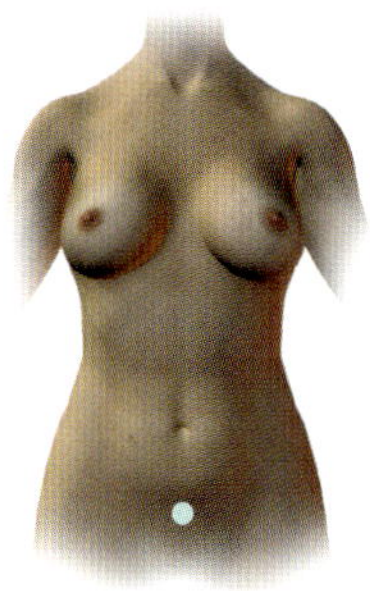

VC4

(page 26)

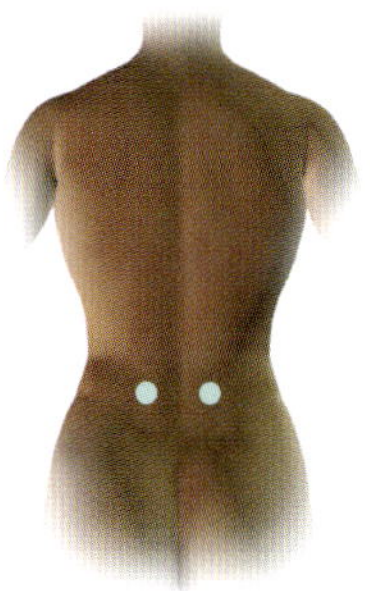

V23

(page 27)

DOULEURS APRÈS LES RÈGLES

La douleur s'atténue souvent avec de la chaleur et une pression. Flux peu abondant, palpitations, vertiges et faiblesse accompagnent souvent la douleur. La médecine chinoise y voit une faiblesse du Qi et du Sang. Traitez les points V23, V20 et V18. Le fait de tonifier les points Rte6, VC4 et E36 peut également être utile.

Plantes et essences
Identiques à celles utilisées en cas de douleurs avant les règles

V23
Ces points se situent 2 doigts de part et d'autre de la colonne, au niveau des 2e et 3e vertèbres lombaires. Tonifiez-les afin de fortifier les Reins et stimuler le Qi Yang.

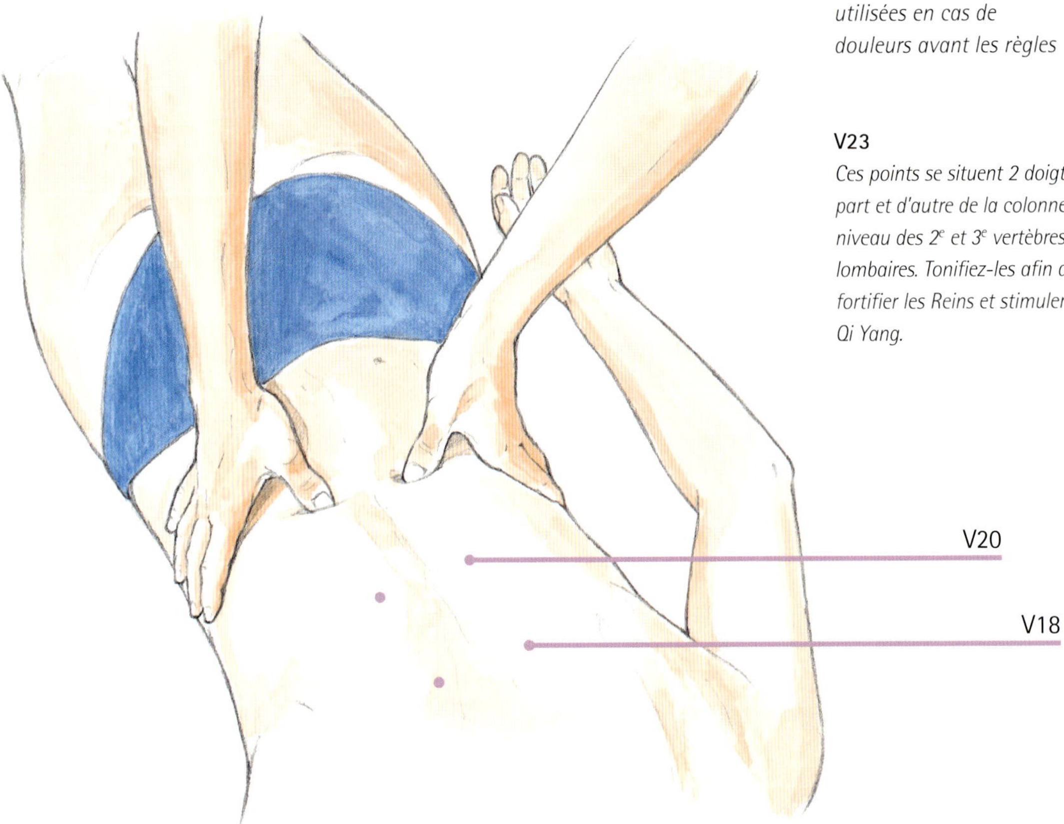

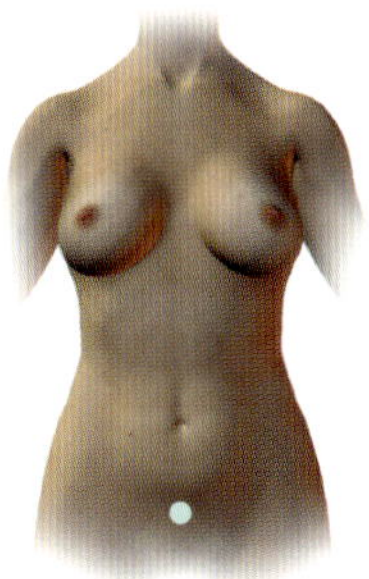

VC4
(page 69)

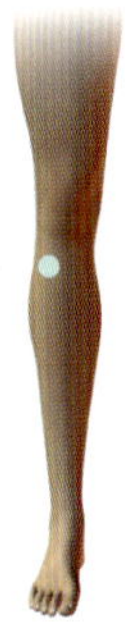

E36
(page 25)

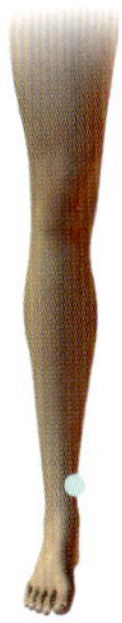

Rte6
(page 25)

V20
Ces points se trouvent à 2 doigts de part et d'autre de la colonne, au niveau des 11e et 12e vertèbres thoraciques. Tonifiez-les pour fortifier la Rate – source du Qi et du Sang.

V18
Les points V18 se situent à 2 doigts de part et d'autre de la colonne, au niveau des 9e et 10e vertèbres thoraciques. Tonifiez-les afin de disperser le Qi stagnant et de réguler le Foie ainsi que la circulation.

RÈGLES ABONDANTES

Si le sang est épais et odorant et que la patiente évoque une sensation d'agitation, la médecine chinoise parle de stagnation du Qi du Foie, ce qui engendre de la Chaleur et un excès de flux du Sang. Il s'agit souvent du résultat d'un stress émotionnel.

Si le sang est clair et accompagné d'une sensation de fatigue, cela indique que la Rate ne contrôle pas le Sang dans les vaisseaux en raison de soucis ou d'un mauvais régime alimentaire.

Dans les deux cas, traitez les points Rte1 et VC4. Dispersez le point F3 pour réguler le Foie et améliorer sa capacité à stocker le Sang et pour rendre le Qi plus fluide. Le fait de tonifier le point F1 peut également être utile.

Plantes *Feuille de framboisier, mitchella rampant, aigremoine, racine de garance, teinture de bourse à pasteur fraîche*
Essences *Géranium, cyprès*

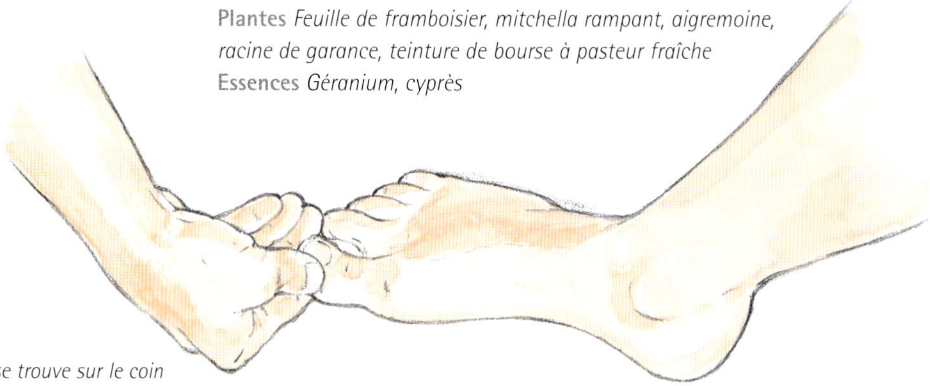

Rte1
Ce point se trouve sur le coin externe de l'ongle du gros orteil. Tonifiez-le fermement à l'aide de votre pouce (voir p. 29), ou chauffez-le avec un bâtonnet d'encens. Cela permet de calmer la Rate et l'Estomac et améliore la capacité de la Rate à contrôler le Sang.

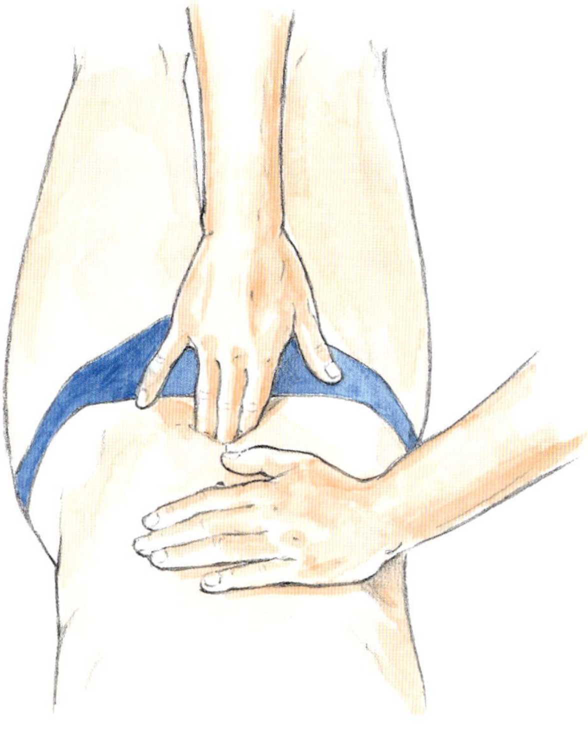

VC4
Ce point touche également les Méridiens du Foie, de la Rate, du Rein ainsi que le Vaisseau Conception. Il se situe 4 doigts sous l'ombilic, sur la ligne médiane de l'abdomen. Tonifiez-le afin de vérifier le flux du Sang.

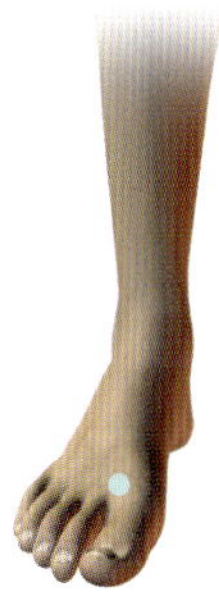

F3
(page 60)

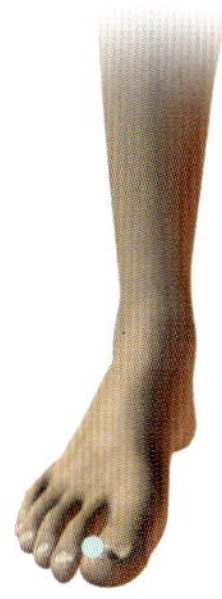

F1
(page 90)

SYNDROME PRÉMENSTRUEL

Ce syndrome comprend les symptômes suivants : irritabilité, dépression, gonflement des seins, envie de sucré, gonflement de la partie abdominale inférieure et nausées. La médecine occidentale considère qu'il s'agit du résultat d'un déséquilibre hormonal et de facteurs psychologiques. La médecine chinoise considère qu'il s'agit d'une stagnation du Qi du Foie qui affecte la Rate et l'Estomac et provoque une stagnation et une augmentation du Qi dans le Méridien de l'Estomac. Il est nécessaire de rendre le Qi du Foie plus fluide, d'abaisser le Qi de l'Estomac et de calmer l'Esprit. Traitez les points C7 et E18. Le fait de disperser les points F3, GI4 et Rte6 peut également être utile.

Plantes *Agnus castus*
Essences *Camomille, mélisse, cyprès*

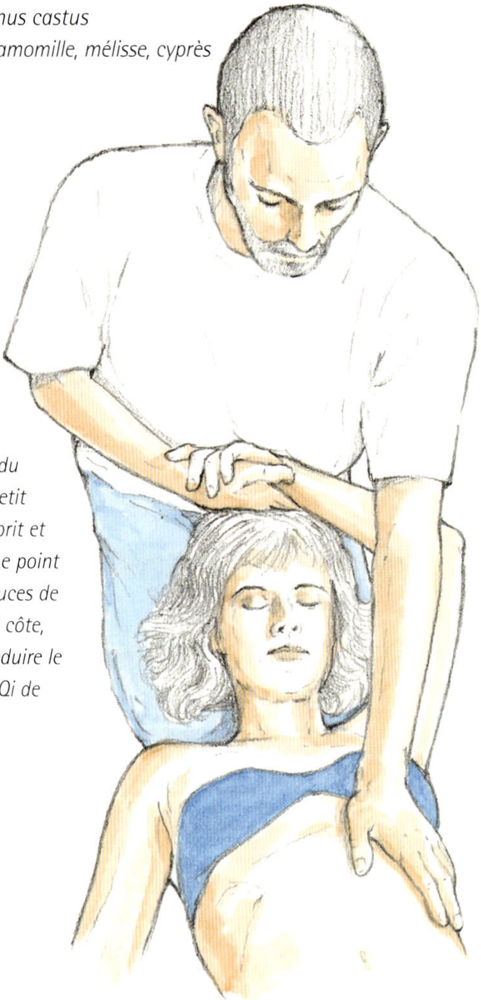

C7 et E18

Le point C7 se trouve dans le creux du poignet, sur la paume, du côté du petit doigt. Calmez-le afin de calmer l'Esprit et d'améliorer la circulation du Sang. Le point E18 se situe à une distance de 4 pouces de la ligne médiane, entre la 5ᵉ et la 6ᵉ côte, sous le mamelon. Calmez-le pour réduire le gonflement des seins et abaisser le Qi de l'Estomac.

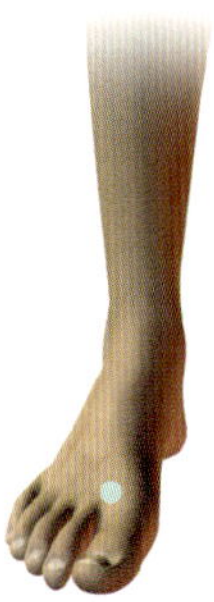

F3
(page 25)

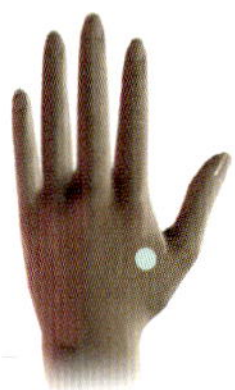

GI4
(page 24)

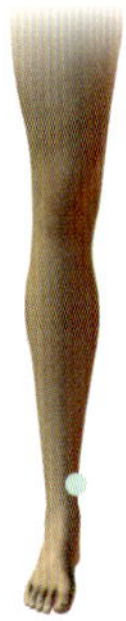

Rte6
(page 25)

MÉNOPAUSE

Pour certaines femmes il s'agit d'une période de flux physique et émotionnel. Les symptômes peuvent comprendre bouffées de chaleur, fatigue, irritabilité, insomnie, palpitations, irritation vaginale et douleurs dans les articulations. La médecine occidentale les considère comme un processus naturel de l'arrêt des règles à la fin de la vie de reproduction. En médecine chinoise, cela traduit un déséquilibre du Qi du Rein qui crée un déséquilibre Yin Yang, qui engendre à son tour un déséquilibre du Qi et du Sang dans le Cœur, la Rate et le Foie. Il est nécessaire de nourrir le Yin du Rein et de supprimer la Chaleur. Traitez les points Rn6 et C6. Le fait de tonifier le point VC6 peut également être utile.

Plantes *Agripaume cardiaque, agnus castus, feuilles de framboisier, camomille*
Essences *Cyprès, camomille, calendula*

C6
Ce point se trouve à un demi-pouce du creux du poignet sur l'avant-bras, sur la paume, du côté du petit doigt. Dispersez-le afin de déplacer la stagnation de Sang et la Chaleur qui affectent le Cœur, d'arrêter les bouffées de chaleur et les sueurs nocturnes et de calmer l'Esprit.

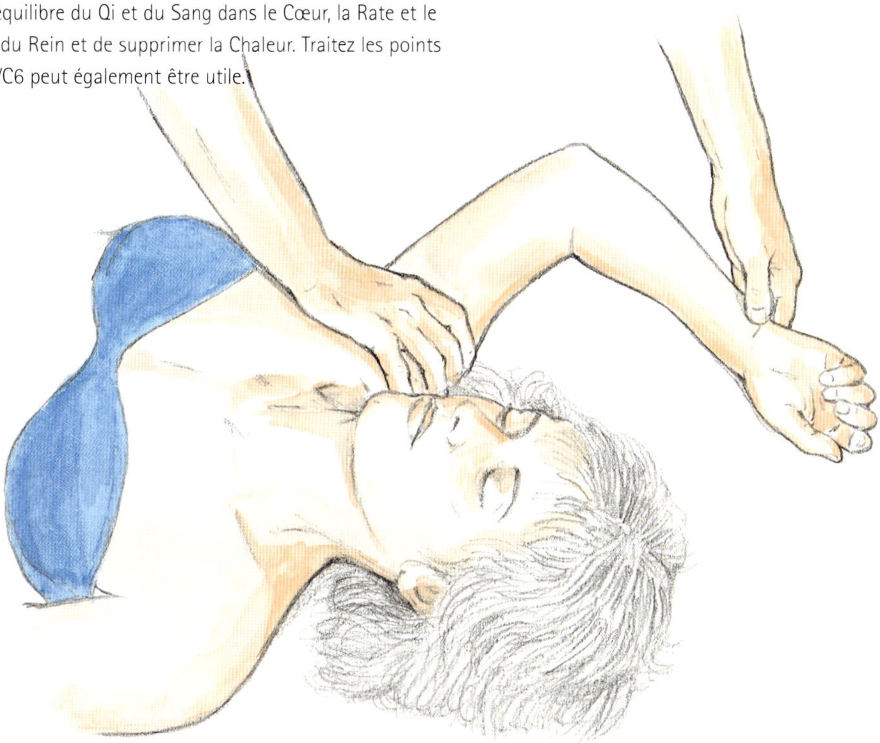

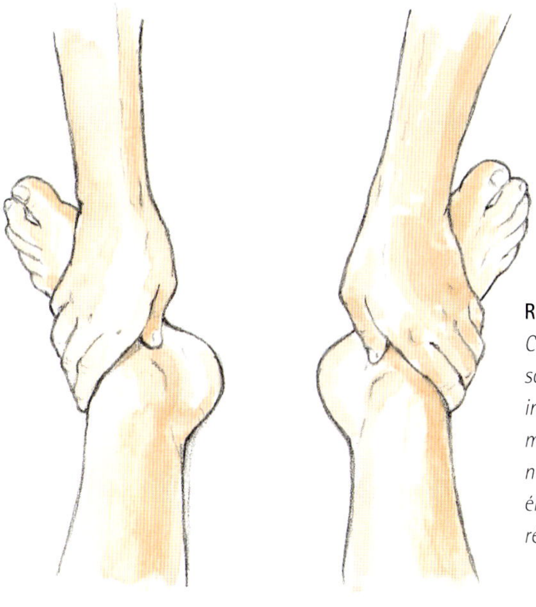

Rn6
Ce point se situe à 1 pouce sous l'os de la cheville, du côté interne, à la jointure entre le muscle et l'os. Tonifiez-le pour nourrir le Yin du Rein et éliminer la Chaleur et pour réguler le Vaisseau Conception.

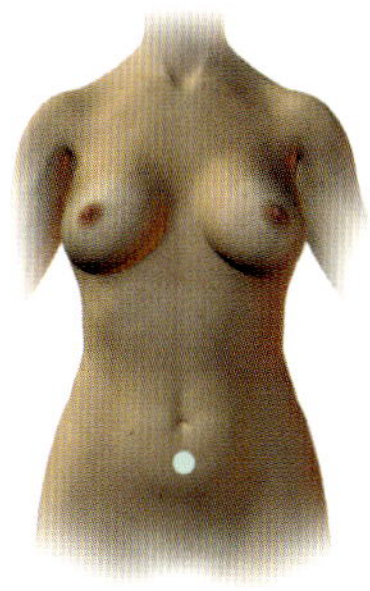

VC6
(page 26)

VITALITÉ SEXUELLE FAIBLE

L'apathie sexuelle, la sensation de froideur intérieure, les douleurs dans le bas du dos, la mauvaise mémoire, la pâleur ainsi que la manque d'appétit et une mauvaise digestion surviennent souvent en même temps. Les médecines occidentale et chinoise considèrent ces symptômes comme un problème psychologique et social complexe, provoqué par le stress, des facteurs émotionnels et nutritionnels et les pressions liées à la vie moderne. Pour la médecine chinoise, il s'agit également d'une faiblesse du Yin du Rein et du Qi Yang. Il est nécessaire de fortifier le Rein. Traitez les points V47 et VG4. Le fait de tonifier les points V23, VC4, et Rn6 peut également être utile.

AVERTISSEMENT N'utilisez jamais le point Rte6 au cours de la grossesse.

Plantes *Ginseng à cinq folioles, bois de cerf*
Essences *Mélisse*

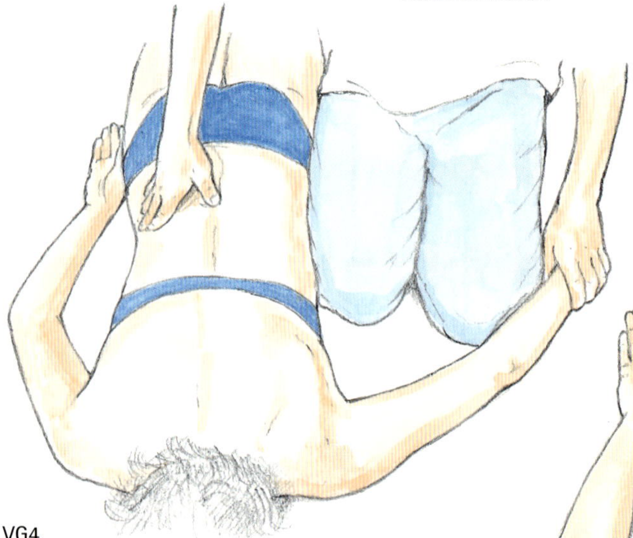

VG4
Ce point se trouve entre les 2e et 3e vertèbres lombaires. Tonifiez-le et chauffez-le à l'aide d'un bâtonnet d'encens (voir p. 29) pour fortifier le Qi Yang du Rein.

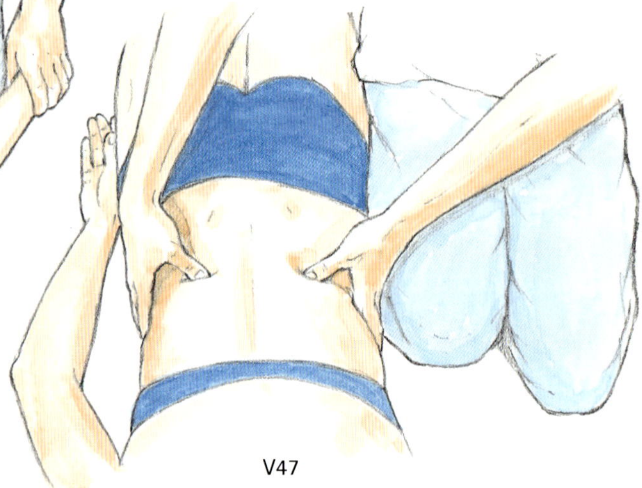

V47
Ces points se situent à une distance de 4 doigts de part et d'autre de la colonne, au niveau des 2e et 3e vertèbres lombaires. Tonifiez-les et chauffez-les avec vos mains ou une bouteille d'eau chaude. Cela permet de fortifier les Reins et crée une sensation interne d'aisance sexuelle.

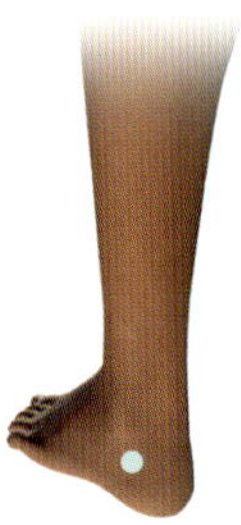

Rn6
(page 71)

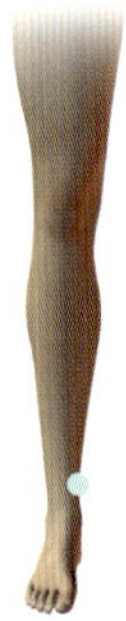

Rte6
(page 25)

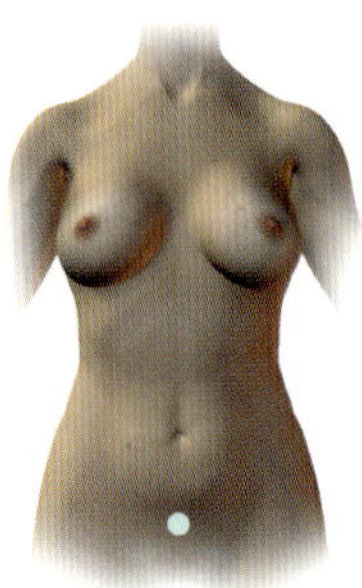

VC4
(page 26)

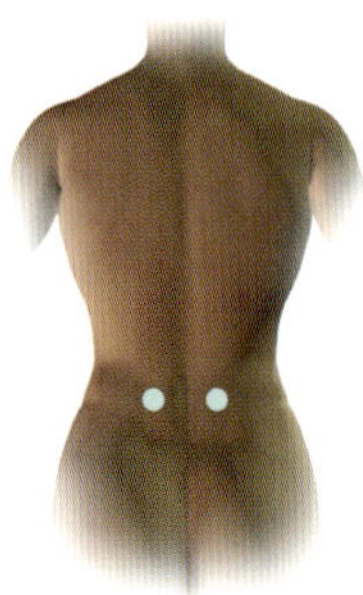

V23
(page 27)

Os et articulations

Les stress et tensions de la vie moderne associés aux mauvaises postures marquent le squelette au fil des ans. La pratique quotidienne d'exercice, un bon régime alimentaire et beaucoup de relaxation et de repos sont nécessaires afin de le garder en bonne santé. Évitez de surcharger une partie de votre corps, cela engendre un déséquilibre. La digitopuncture permet de soulager les douleurs au niveau des articulations, qu'elles soient le résultat d'une mauvaise posture ou d'une blessure. Supprimez l'Humidité et la Chaleur afin de réduire l'inflammation, de déplacer le Sang stagnant autour de l'endroit en question et d'y amener du Qi et du Sang neuf.

Reportez-vous page 30 afin d'obtenir des renseignements concernant l'utilisation des plantes et des essences. Pour les techniques de stimulation des points de pression, voir page 29.

ARTHRITE ET ARTICULATIONS DOULOUREUSES

Les articulations peuvent être inflammées – chaudes, enflées, rouges et douloureuses – ou la douleur peut être légère avec une détérioration progressive de l'articulation. Selon la médecine occidentale, l'arthrite est provoquée par une blessure, l'obésité, une anomalie posturale, une infection ou une usure. La médecine chinoise la considère comme le résultat d'une faiblesse des Reins et une obstruction de Qi et de Sang, ainsi qu'une invasion de Vent, Froid, Humidité et Chaleur qui se placent dans les muscles et les articulations. Traitez les points VG14 et V11. Le fait de tonifier les points Rn6, Rte6, VB39, TR6 et VB34 peut également être utile.

AVERTISSEMENT N'utilisez jamais le point Rte6 au cours de la grossesse.

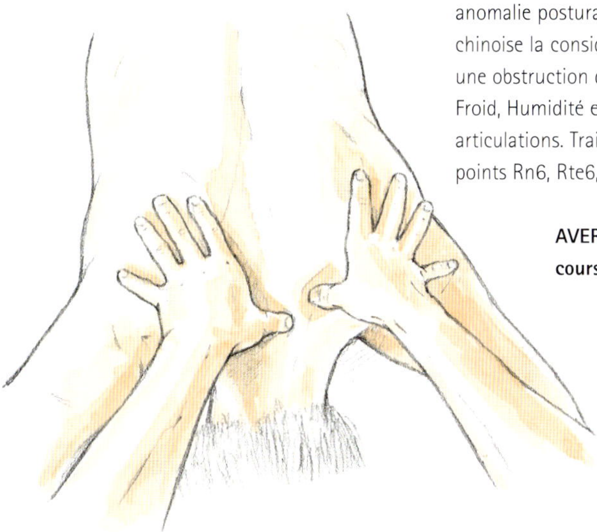

VG14 et V11

Le point VG14 gouverne les Méridiens Yang. Il se trouve entre la 7e vertèbre cervicale et la 1ère vertèbre thoracique (voir p. 47). Dispersez-le pour supprimer le Vent et le Froid. Les points V11 se trouvent à une distance de 2 doigts de part et d'autre de la colonne, au niveau du creux entre la 1ère et la 2e vertèbre thoracique (ci-dessus). Dispersez-les afin de supprimer le Vent. Il s'agit de points spéciaux pour les os.

Plantes *Bois de gaïac, Griffe du diable, orties, coing, reine-des-prés, ail. En cas d'inflammation, utilisez du trèfle violet et de l'épine-vinette.*
Essences *Marjolaine*

AVERTISSEMENT N'utilisez jamais d'essence de marjolaine ou de griffe du diable au cours de la grossesse.

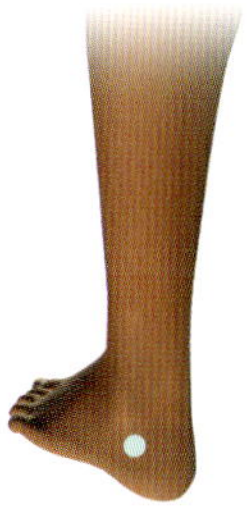

Rn6 *(page 71)*

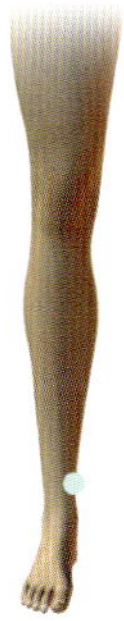

Rte6 *(page 25)*

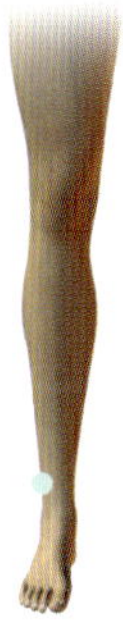

VB39 *(page 64)*

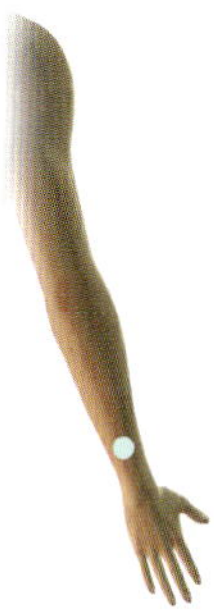

TR6 *(page 47)*

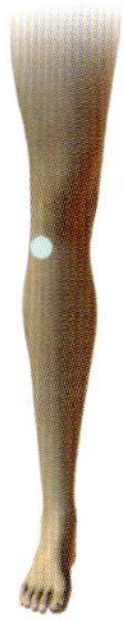

VB34 *(page 25)*

NUQUE ET ÉPAULES

Les articulations de la nuque et de l'épaule sont minces et supportées par des ligaments et des tendons entrelacés qui permettent une grande diversité de mouvements. Des mouvements courts, longs, un coup du lapin ou une blessure provoquée par le port d'une charge lourde peuvent endommager la partie molle. Traitez les points IG12 et GI15. Le fait de disperser les points VG14 et VB20 et de tonifier le point GI4 peut également être utile.

AVERTISSEMENT Si la douleur est importante ou qu'elle se prolonge dans les bras, consultez un médecin. N'utilisez jamais le point GI4 au cours de la grossesse.

Plantes *Bâton de cannelle, racine de gingembre*
Essences *Camomille, calendula, lavande*

AVERTISSEMENT N'utilisez jamais d'essence de calendula au cours de la grossesse.

PREMIERS SOINS EN CAS DE BLESSURES

Appliquez immédiatement une vessie de glace sur la blessure pendant 20 minutes, puis deux fois par jour jusqu'à disparition de la douleur et de l'enflure. Appliquez en alternance un cataplasme ou une compresse de consoude sur la zone blessée. Maintenez-le à l'aide d'une bande élastique.

Si la douleur et l'enflure ne disparaissent pas sous 48 heures, ou si vous pensez qu'il y a un risque de fracture, demandez conseil à un professionnel.

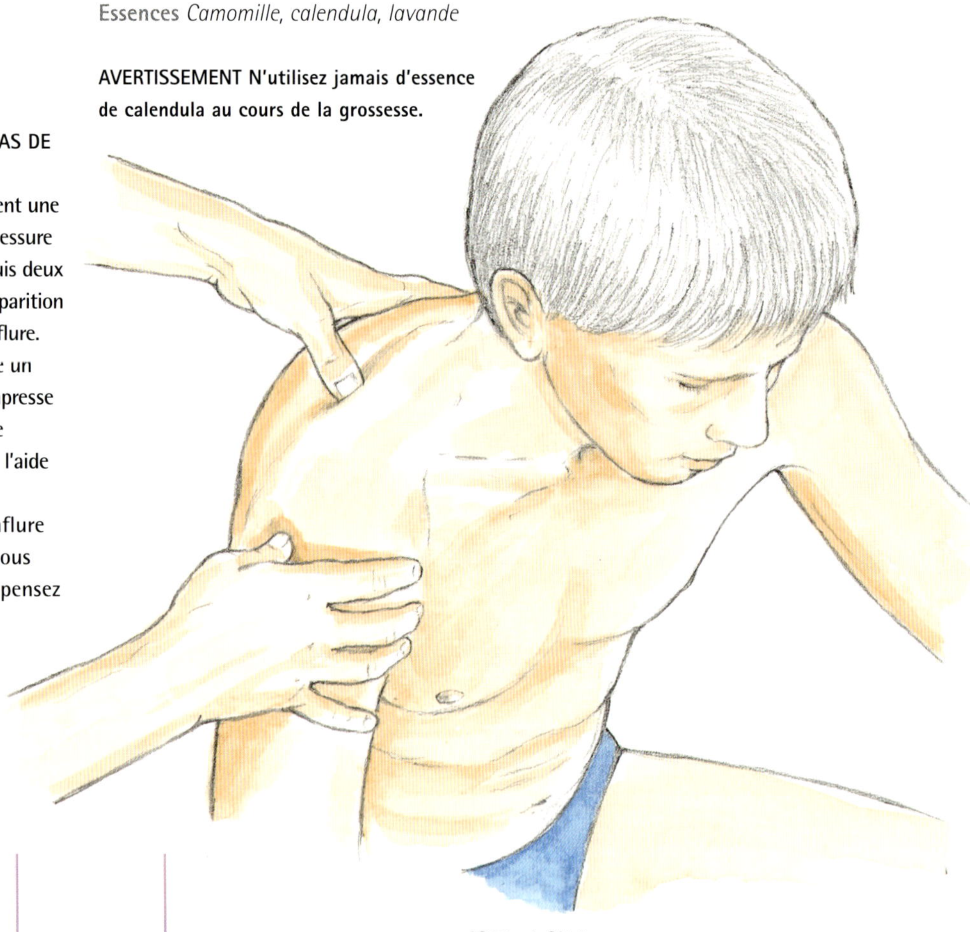

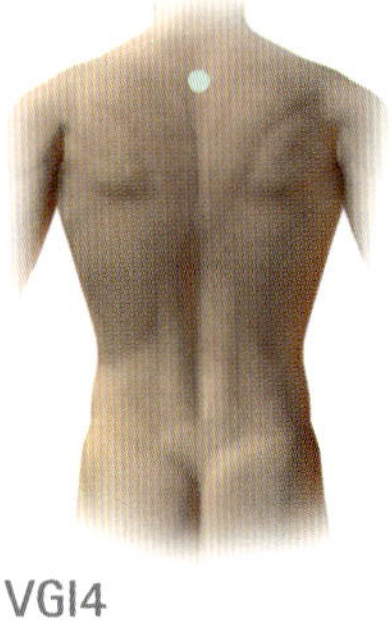

VGI4
(page 47)

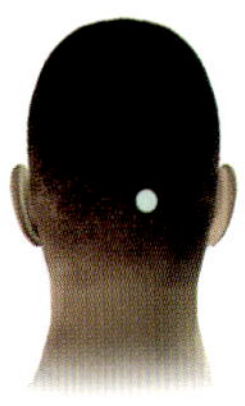

VB20
(page 27)

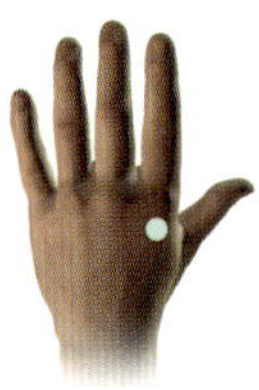

GI4
(page 24)

IG12 et GI15

Le point IG12 se trouve au milieu du muscle au-dessus de l'omoplate, à mi-distance entre la colonne cervicale et l'extrémité de l'épaule. Dispersez-le pour déplacer les obstructions de Qi et de Sang au niveau de la nuque et des épaules. Le point GI15 se situe à l'extérieur de l'épaule, dans la fossette qui apparaît lorsque le bras est levé sur le côté. Dispersez-le afin de déplacer le Qi et le Sang.

COUDE

Le coude est une articulation mince, fortement supportée par des ligaments et des tendons qui s'assemblent, qui offre une grande amplitude de mouvements. La plupart des blessures endommagent ces ligaments et tendons et sont provoquées par des mouvements de ressort ou de petits mouvements répétitifs. Des chutes peuvent provoquer des fractures. Traitez les points GI12, TR5 et GI11. Le fait de disperser le point GI4 et GI10 et de tonifier le point VB34 peut également être utile.

AVERTISSEMENT N'utilisez jamais le point GI4 au cours de la grossesse.

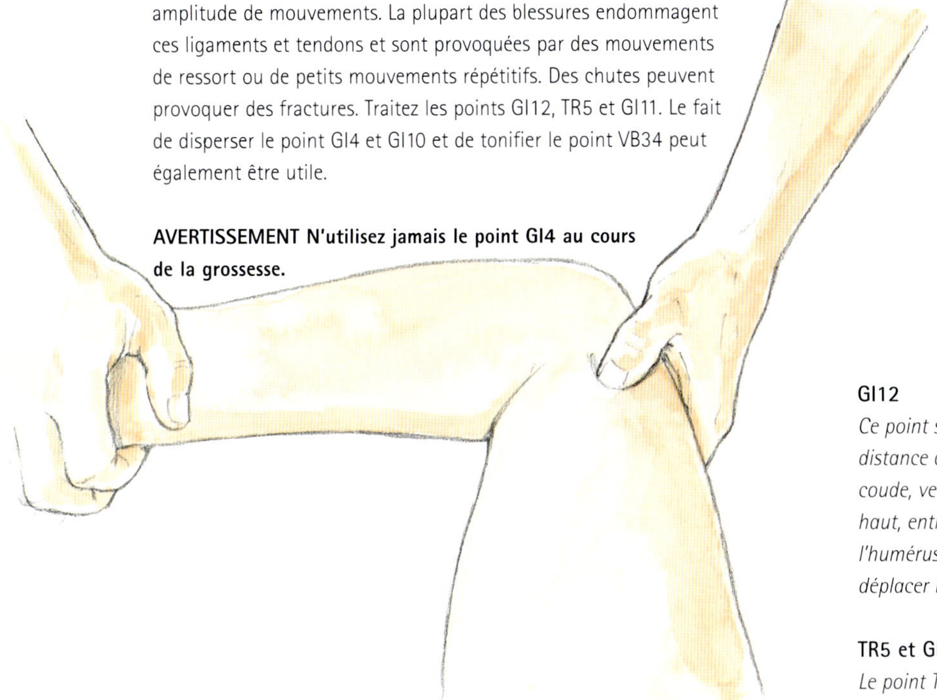

GI12

Ce point se trouve à une distance d'1 pouce du creux du coude, vers l'extérieur et le haut, entre le muscle et l'humérus. Dispersez-le afin de déplacer le Qi et le Sang.

TR5 et GI11

Le point TR5 se situe 2 pouces au-dessus du creux du poignet, au milieu de l'avant-bras, à l'arrière. Dispersez-le afin de détendre les tendons et de supprimer les blocages au niveau des Méridiens Yang du bras. Le point GI11 se situe au bout du creux extérieur du coude. Dispersez-le pour déplacer le Qi et le Sang et supprimer la Chaleur au niveau du Méridien du Gros Intestin.

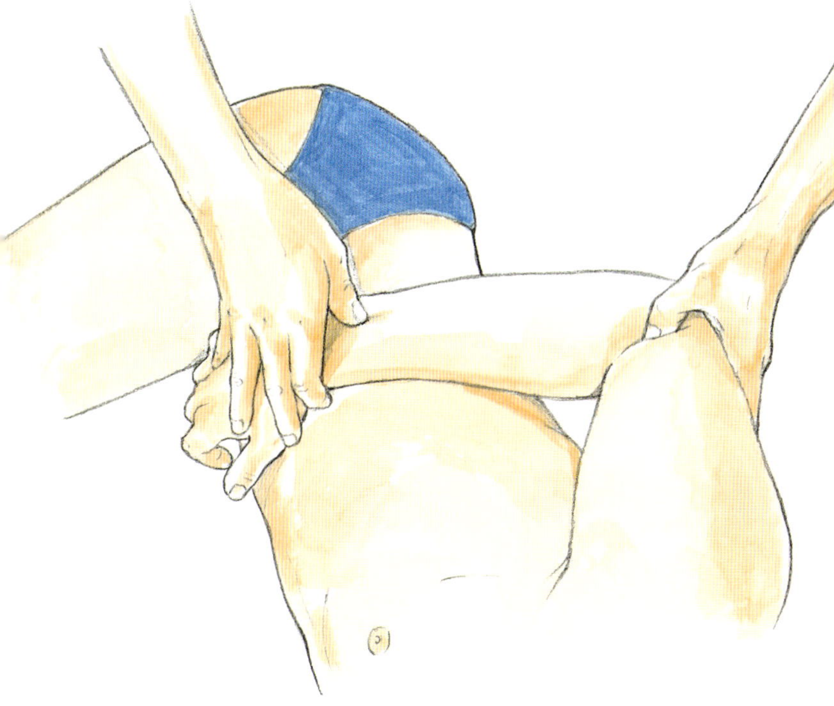

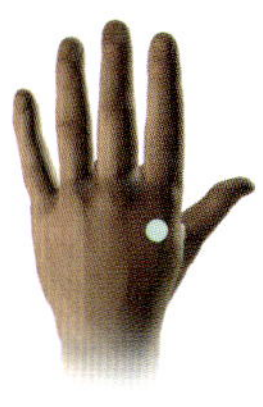

GI4
(page 24)

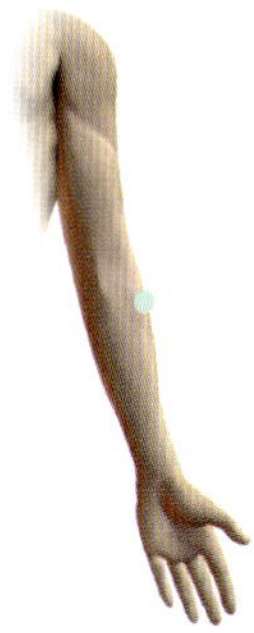

GI10
(page 64)

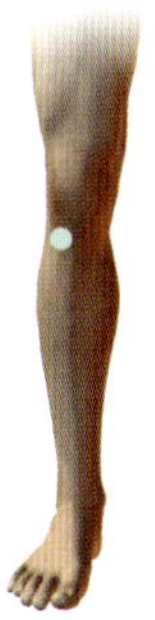

VB34
(page 25)

MAIN ET POIGNET

Les articulations de la main et du poignet représentent un système complexe de leviers et de poulies. Elles sont solides et permettent une amplitude importante de mouvements.

Lorsque vous tombez, vous mettez automatiquement vos mains en avant pour vous protéger, ce qui peut engendrer des blessures au niveau du poignet. Vous pouvez souffrir de douleurs et d'enflures autour des ligaments des deux côtés de l'articulation, ou d'une fracture. Traitez les points GI5, IG5 et TR4. En cas de douleurs ou de blessures de la main, traitez les points GI4 et IG3.

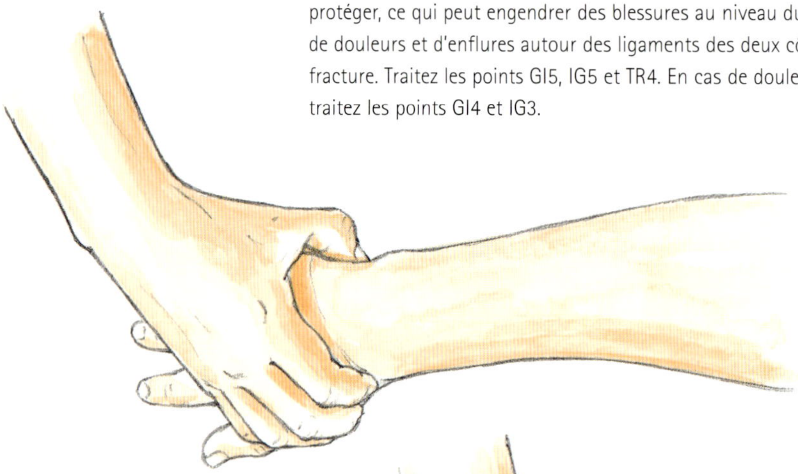

GI5 et IG5

Le point GI5 se trouve dans le creux à la base du pouce, du côté de l'articulation du poignet. Dispersez-le afin de déplacer le Qi et le Sang et de supprimer la Chaleur du Méridien du Gros Intestin. Le point IG5 se situe dans le creux de l'articulation du poignet, du côté de l'auriculaire. Dispersez-le pour déplacer le Qi et le Sang et supprimer la Chaleur du Méridien de l'Intestin Grêle.

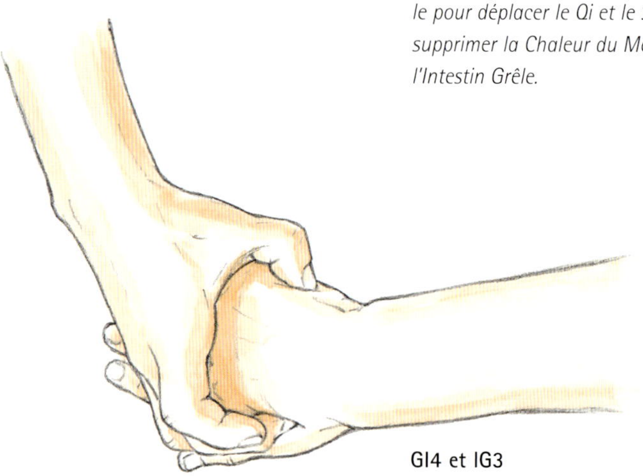

GI4 et IG3

Le point GI4 se trouve dans le creux entre le pouce et l'index sur le dessus de la main. Dispersez-le pour déplacer le Qi et le Sang et rejeter le Vent. Le point IG3 se situe à l'arrière de la main entre l'os et le muscle, avant l'articulation de l'auriculaire. Dispersez-le pour déplacer le Qi et le Sang et supprimer la raideur au niveau de la colonne.

AVERTISSEMENT N'utilisez jamais le point GI4 au cours de la grossesse.

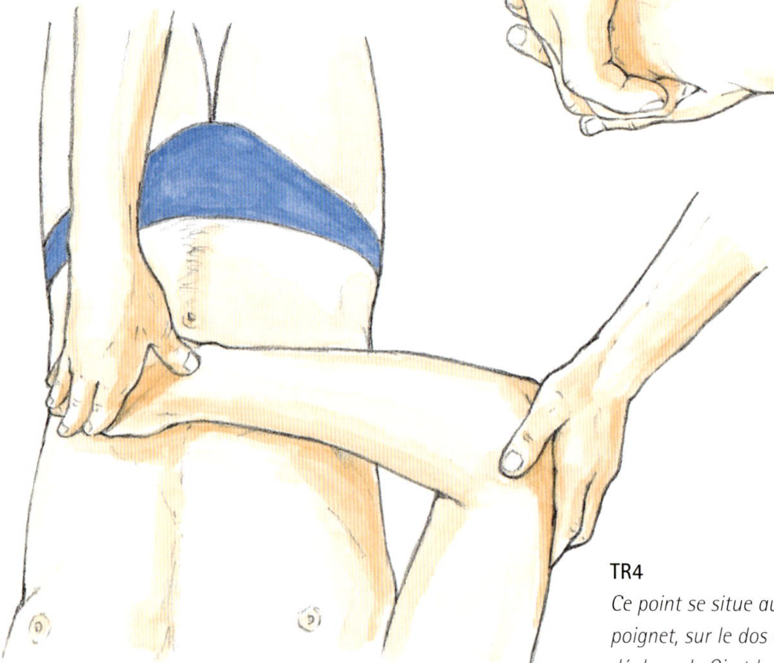

TR4

Ce point se situe au milieu de l'articulation du poignet, sur le dos de la main. Dispersez-le pour déplacer le Qi et le Sang et pour détendre les tendons.

HANCHES ET COLONNE LOMBAIRE

Les cavités articulaires profondes des articulations de la hanche offrent une stabilité maximale mais ne permettent qu'une amplitude de mouvements limitée. La colonne lombaire et le bassin sont constitués de grands os ayant des soutiens musculaires et ligamenteux épais et solides. L'usure ainsi que la raideur sont courantes et souvent provoquées par de mauvaises habitudes de postures. Traitez les points VB30 et V26. Le fait de tonifier les points V23, V40 et VB34 peut également être utile.

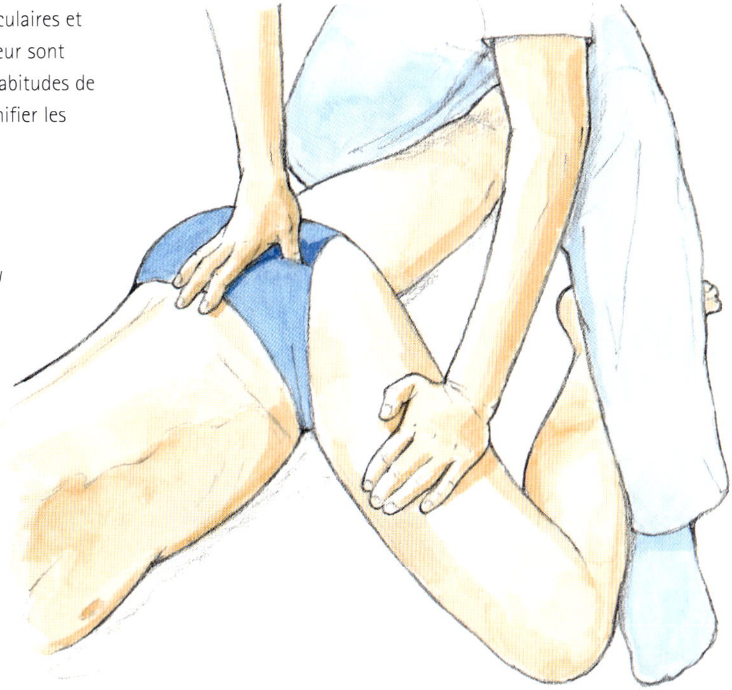

VB30

Ce point se trouve sur le côté de la fesse, aux deux tiers de la ligne allant du milieu du sacrum au haut de l'os de la cuisse. Dispersez-le pour déplacer l'obstruction de Qi et de Sang au niveau du bassin et de la hanche.

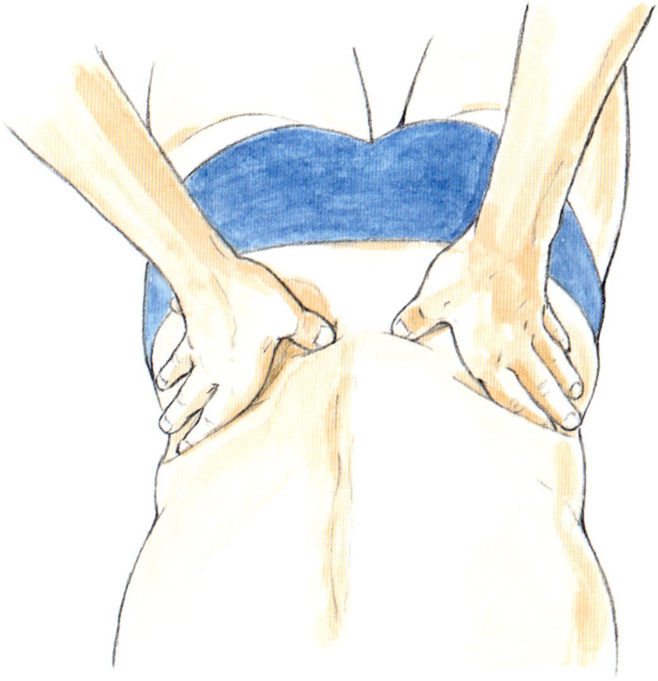

V26

Ces points se situent à 2 doigts de part et d'autre de la colonne, au niveau de la 5e vertèbre lombaire et de la 1ère vertèbre sacrée. Dispersez-les pour déplacer le Qi et le Sang et fortifier le ligament qui stabilise la colonne lombaire et sacrée.

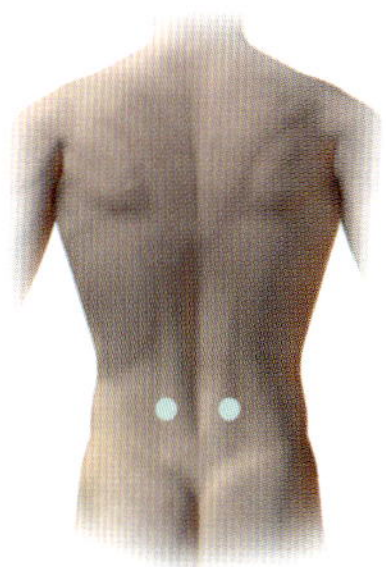

V23
(page 27)

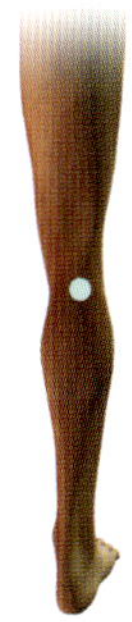

V40
(page 85)

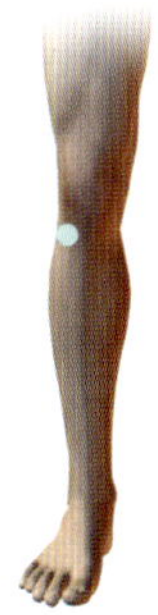

VB34
(page 25)

GENOU

Les genoux supportent une partie importante du poids du corps mais ne sont pas très stables. Une torsion du pied lorsqu'il soutient le poids du corps peut provoquer des blessures au niveau du cartilage et des ligaments du genou. La douleur et l'enflure sont immédiates et le genou se « bloque », de sorte que vous ne puissiez ni le plier ni le tendre.

DOULEUR DU GENOU EN LE PLIANT

Traitez les points E35 et Xiyan. Le fait de disperser le point VB34 peut également être utile.

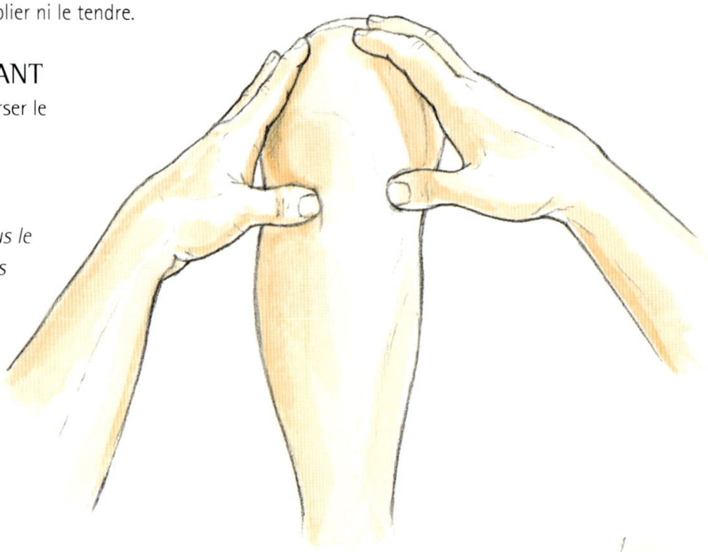

E35 et Xiyan

Les points E35 et Xiyan, également connus sous le nom de « yeux du genou », se trouvent dans les 2 creux sous la rotule, de part et d'autre du ligament. Dispersez-les afin de déplacer le Qi et le Sang et d'atténuer la douleur.

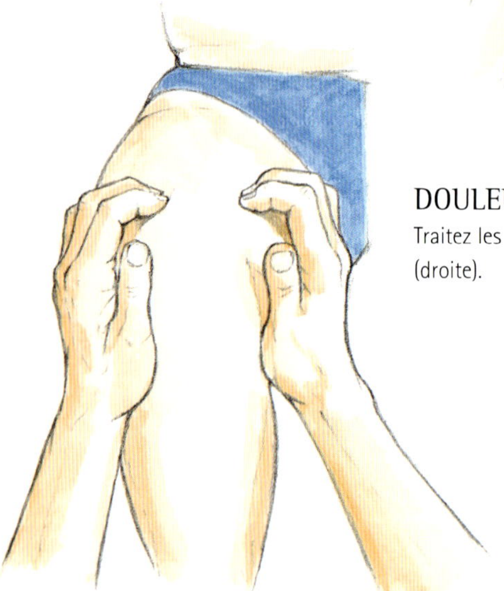

DOULEUR DU GENOU EN LE TENDANT

Traitez les points Rte10 et E34 (gauche) et Rte9 et E36 (droite).

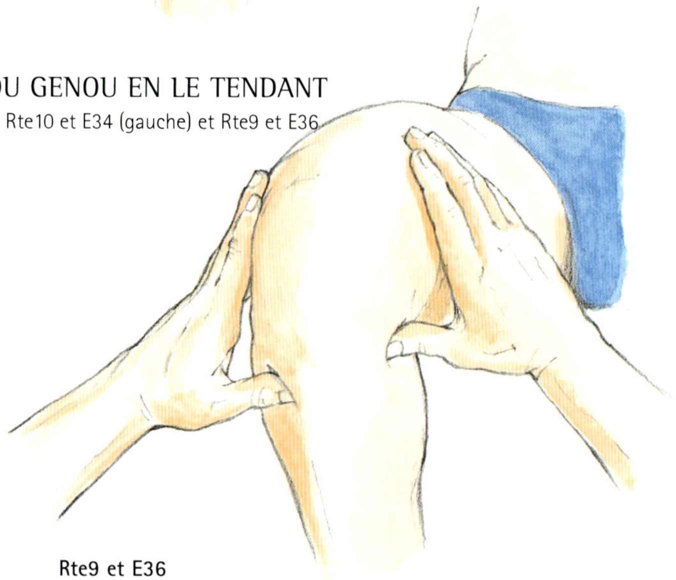

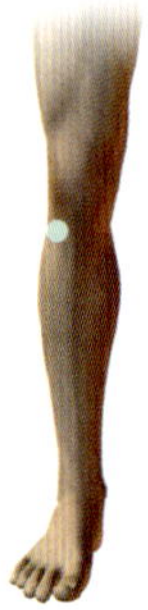

VB34
(page 25)

Rte10 et E34

Le point Rte10 se situe 2 pouces au-dessus de la rotule et 2 pouces vers l'intérieur de la cuisse.
Dispersez-le pour déplacer le Qi et pour déplacer et refroidir le Sang. Le point E34 se trouve 2 pouces au-dessus de la rotule, dans le prolongement du bord externe. Dispersez-le afin de déplacer la stagnation de Qi et de Sang localement ainsi qu'au niveau du Méridien de l'Estomac.

Rte9 et E36

Le point Rte9 se trouve à l'intérieur de la jambe sous l'articulation du genou, dans la fossette entre le tibia et le mollet.
Dispersez-le pour déplacer le Qi et le Sang et pour supprimer l'Humidité et la Chaleur.
Le point E36 est à 4 doigts sous la rotule, à l'extérieur du tibia. Dispersez-le pour déplacer et fortifier le Qi et le Sang et pour supprimer l'Humidité.

CHEVILLE

La cheville a pour rôle de supporter l'ensemble du poids du corps tout en restant flexible. C'est une articulation solide lorsque le pied est plié mais elle peut facilement se tordre lorsque le pied est tendu. Ceci peut endommager le ligament, avec une douleur et une enflure sous et autour des os de la cheville, voire une fracture. Traitez les points Rn3 et E41. Le fait de disperser le point V60 et de tonifier le point VB34 peut également être utile.

AVERTISSEMENT N'utilisez jamais le point V60 au cours de la grossesse.

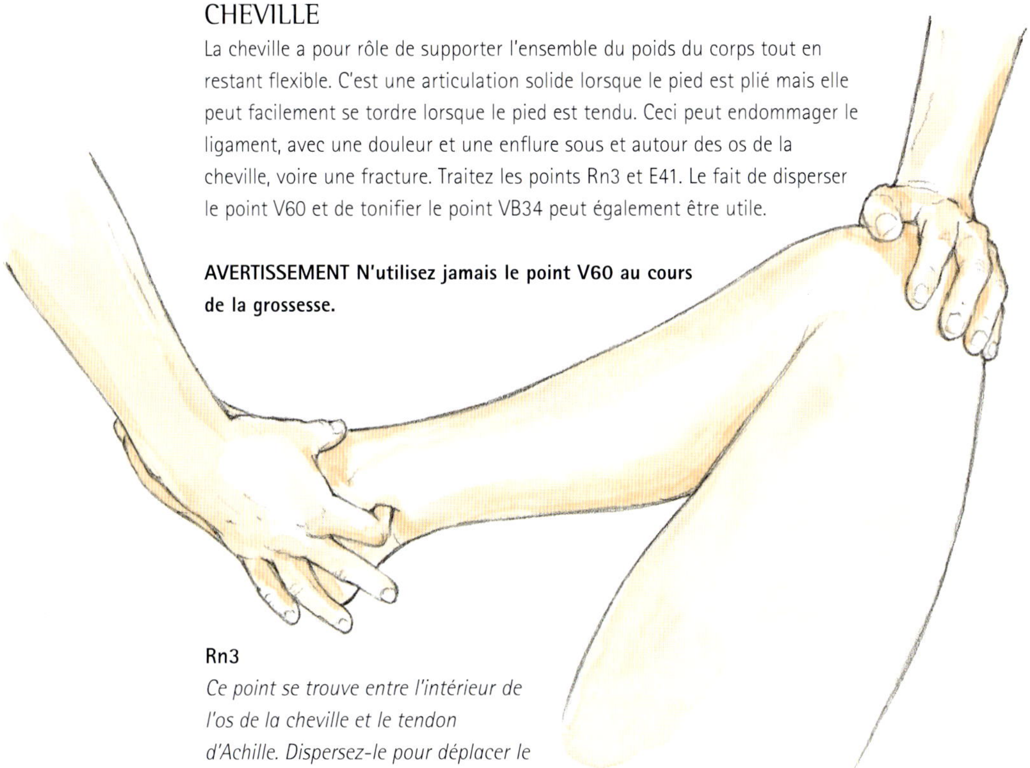

Rn3

Ce point se trouve entre l'intérieur de l'os de la cheville et le tendon d'Achille. Dispersez-le pour déplacer le Qi et le Sang et fortifier les Reins qui gouvernent les os et les jambes.

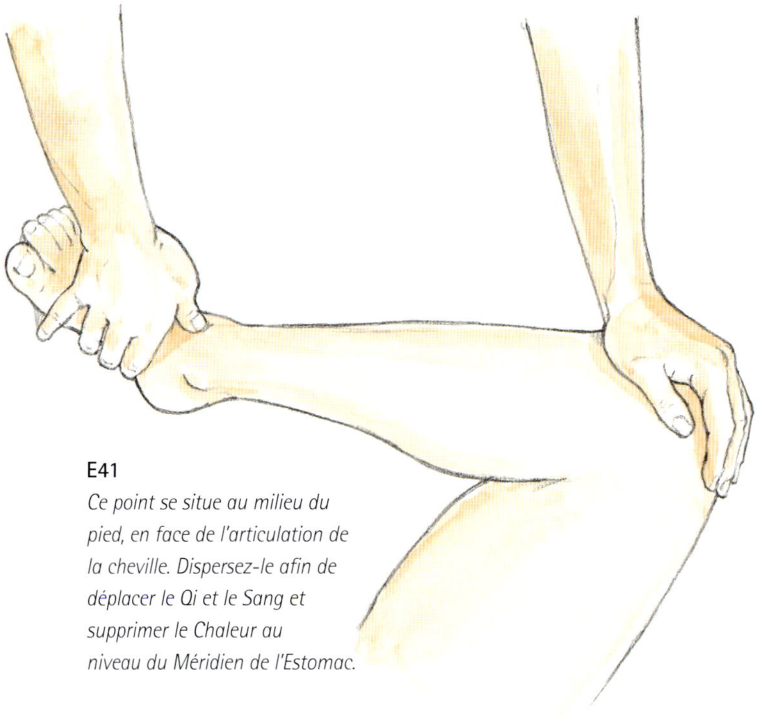

E41

Ce point se situe au milieu du pied, en face de l'articulation de la cheville. Dispersez-le afin de déplacer le Qi et le Sang et supprimer le Chaleur au niveau du Méridien de l'Estomac.

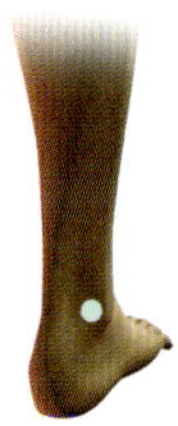

V60
(page 83)

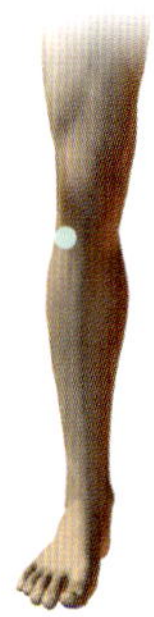

VB34
(page 25)

Muscles

La pratique régulière d'un exercice, le repos et un régime alimentaire équilibré sont nécessaires pour conserver des muscles forts et élastiques. Lorsqu'un muscle est endommagé, la stagnation de Sang et de Liquides Organiques provoque une tuméfaction et une douleur. Lorsque le muscle guérit, les fibres ont tendance à se rétrécir de sorte que le muscle devient moins flexible, ce qui donne lieu à une raideur et une faiblesse. Il est nécessaire de supprimer l'Humidité et la Chaleur pour réduire l'inflammation, déplacer le Sang stagnant de la zone en question et déplacer le Qi ainsi que du Sang neuf pour le remplacer.

Reportez-vous page 30 afin d'obtenir des renseignements concernant l'utilisation des plantes et des essences. Pour les techniques de stimulation des points de pression, voir page 29.

AVERTISSEMENT En cas d'atrophie musculaire, c'est-à-dire si le muscle est plus petit que le muscle correspondant de l'autre côté du corps, demandez conseil à un professionnel.

RAIDEUR

Lorsque vous débutez un nouveau programme d'exercices, il est facile de trop en faire au début. Au cours de l'exercice, l'alimentation des muscles en sang augmente, ce qui augmente le liquide tissulaire autour des fibres musculaires. Les déchets des fibres ainsi que le liquide tissulaire provoquent une raideur. La raideur peut également être provoquée par un manque d'exercice, le vieillissement ou des déchirures musculaires microscopiques qui se produisent au cours de l'exercice.

Il est nécessaire de revigorer la circulation du Qi et du Sang localement et les fortifier de manière générale. Traitez les points TR5 et VB34. Le fait de tonifier le point E36 et de disperser le point TR15 peut également être utile.

Plantes *Piment de Cayenne, gingembre, myrrhe*
Essences *Lavande*

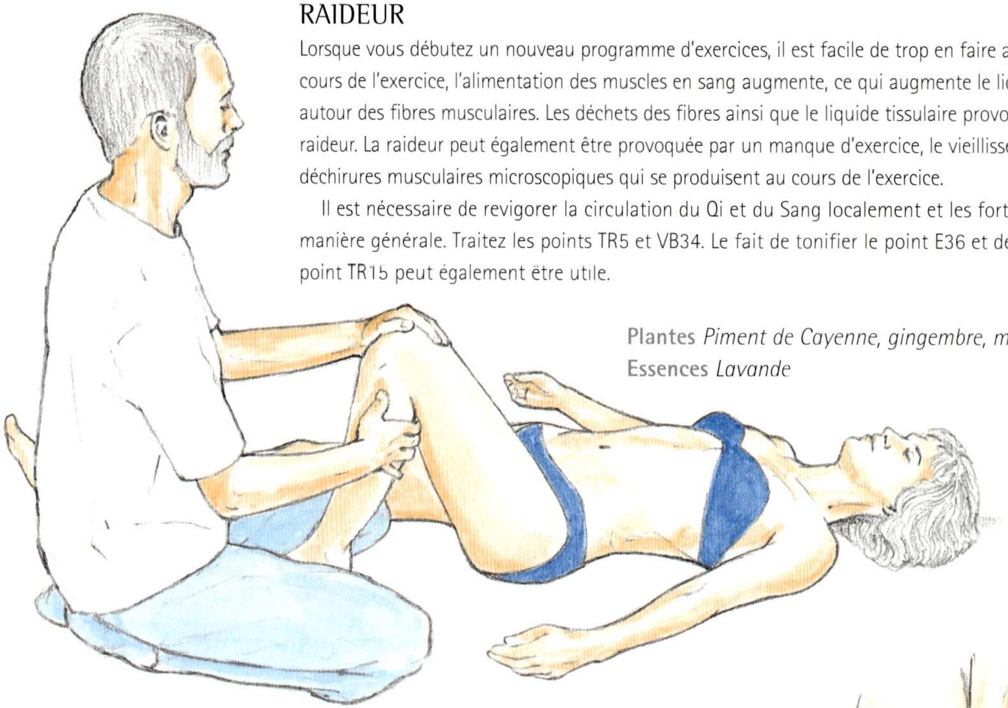

VB34

Il s'agit d'un point spécial pour l'ensemble des problèmes liés aux muscles et aux tendons. Il se situe dans la fossette sur l'extérieur de la jambe, sous l'articulation du genou, en face et sous le haut du péroné. Tonifiez-le pour calmer le Qi du Foie et supprimer l'Humidité et la Chaleur.

TR5

Ce point se trouve 2 pouces au-dessus du creux du poignet, au milieu de l'avant-bras, du côté extérieur. Dispersez-le afin de réguler le Qi de surface qui nourrit les muscles et détend les tendons.

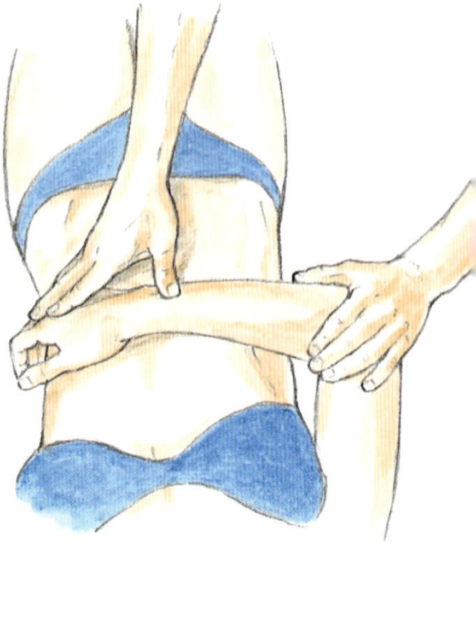

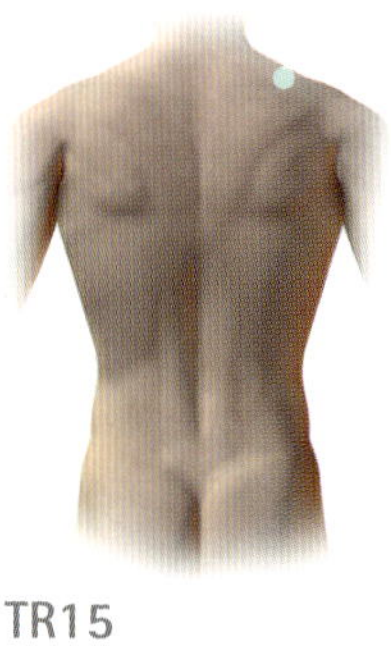

TR15
(page 90)

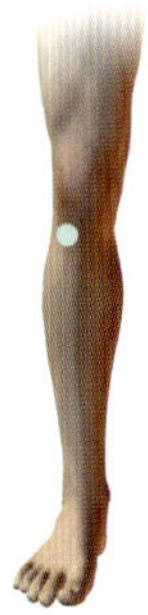

E36
(page 25)

TECHNIQUES DE SHIATSU POUR DÉTENDRE LES RAIDEURS AU NIVEAU DES CUISSES ET DES MOLLETS

Les sensations de douleur, lourdeur et raideur généralement ressenties après l'exercice sont le résultat de déchets accumulés entre les fibres musculaires. Le fait d'étirer les fibres à angle droit par rapport à leur position normale permet d'éliminer ces déchets.

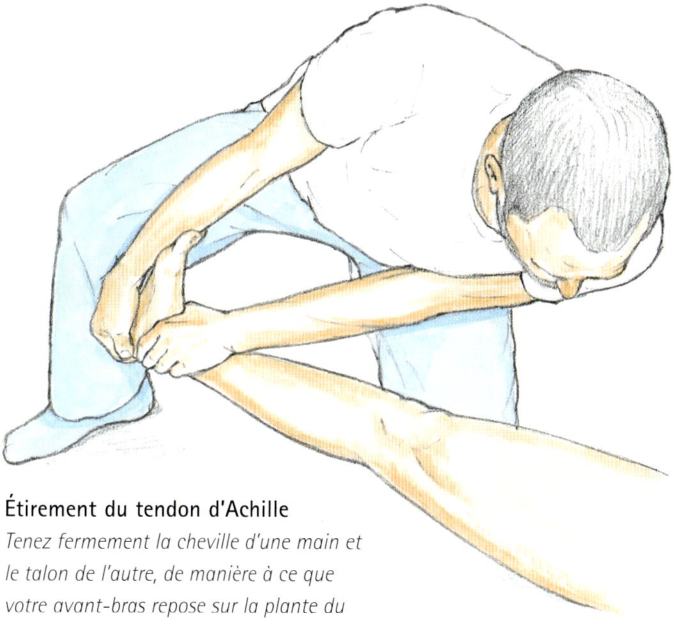

Étirement du tendon d'Achille

Tenez fermement la cheville d'une main et le talon de l'autre, de manière à ce que votre avant-bras repose sur la plante du pied. Poussez fermement vers le corps.

AVERTISSEMENT N'utilisez pas cette technique si la personne a les genoux hyperdétendus (lorsque les genoux se plient légèrement du mauvais côté au-delà de la position jambe tendue).

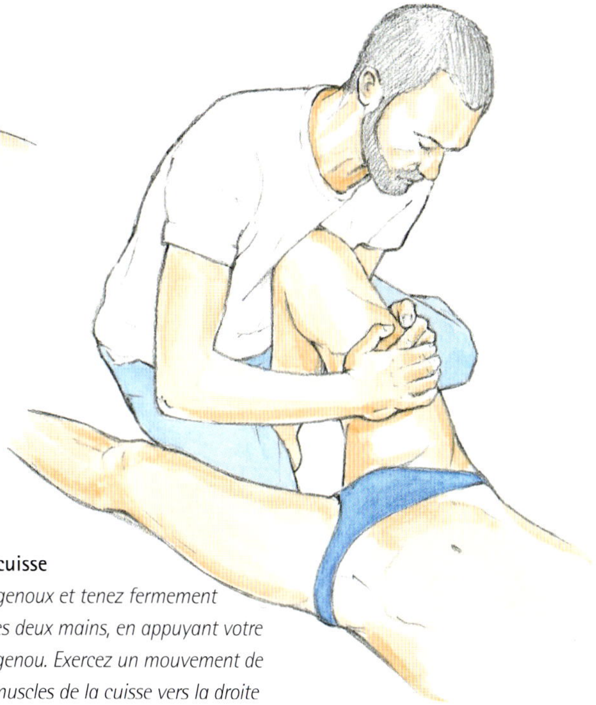

Torsion de la cuisse

Mettez-vous à genoux et tenez fermement la cuisse avec les deux mains, en appuyant votre sternum sur le genou. Exercez un mouvement de torsion sur les muscles de la cuisse vers la droite et vers la gauche 3 ou 4 fois.

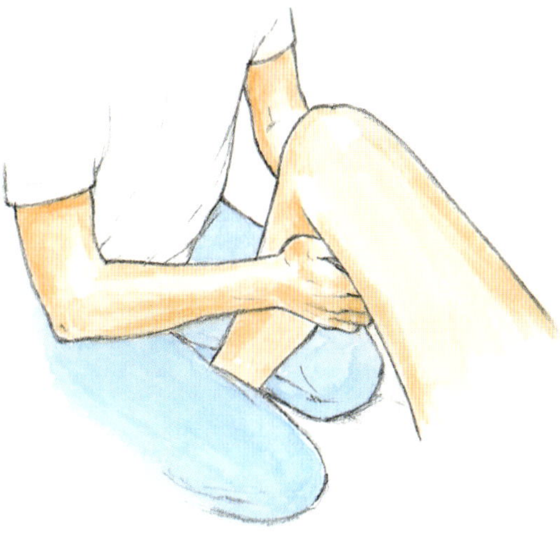

Mouvement de traction sur le mollet

Prenez le mollet entre vos mains ou tenez-le à une main et maintenez le genou avec l'autre. Faites tourner le mollet vers la gauche et la droite 3 ou 4 fois.

DOULEUR DORSALE

Les vertèbres et les disques entre eux sont semblables au montant d'une tente, les muscles de part et d'autre agissant comme des haubans. Des ports de charges trop répétés, en particulier le fait de tourner et soulever en même temps, ou le fait de se baisser, peut provoquer une douleur dorsale. Si vous êtes sujet à ce type de douleurs, cela peut être provoqué par une faiblesse du dos, qui peut être héréditaire en raison de la taille par exemple, ou par une blessure. Une mauvaise posture ainsi que le manque d'exercice peuvent s'ajouter aux problèmes de dos. Traitez le point She Qi Zhui. Le fait de tonifier les points V23, V25 et VG4 peut également être utile.

AVERTISSEMENT Si les symptômes sont importants, demandez conseil à un professionnel. N'appliquez jamais de pression sur le point She Qi Zhui si la douleur s'étend jusqu'aux jambes.

Plantes *Chou palmiste, orties, griffe du diable*
Essences *Poivre noir, lavande*

AVERTISSEMENT N'utilisez jamais de griffe du diable au cours de la grossesse.

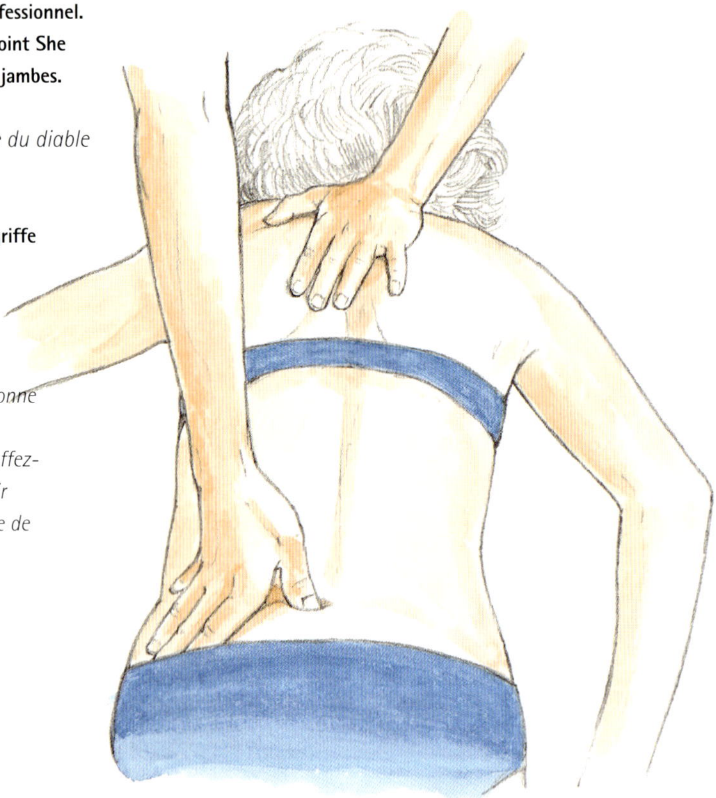

She Qi Zhui

Ce point se trouve au milieu de la colonne entre la 5e vertèbre lombaire et le 1er segment sacré. Tonifiez et/ou chauffez-le à l'aide d'un bâtonnet d'encens (voir p. 29) pour fortifier la partie inférieure de la colonne et atténuer la douleur.

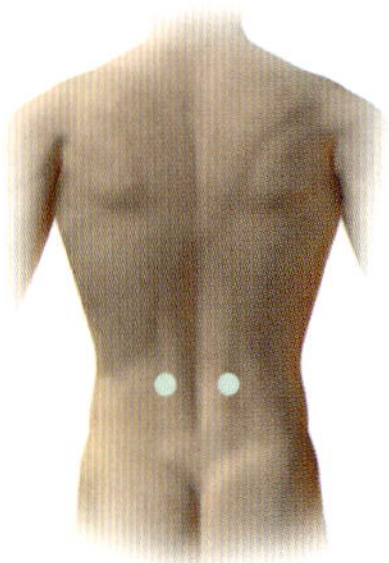

V23
(page 27)

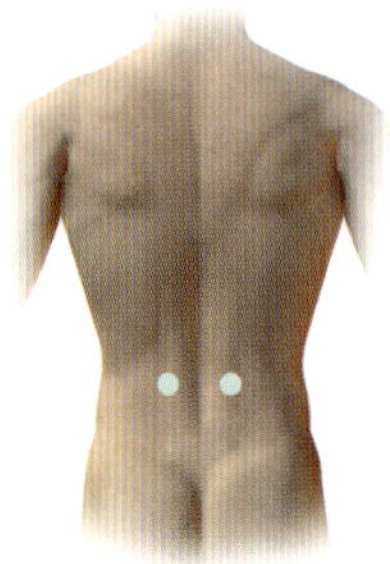

V25
(page 61)

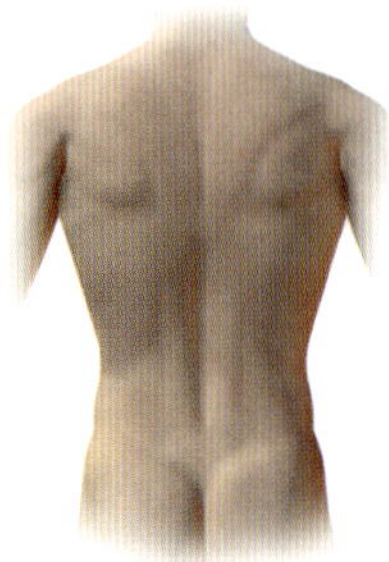

VG4
(page 72)

SCIATIQUE

Si le disque est endommagé, la partie molle autour enfle et appuie sur les nerfs. La douleur s'étend ensuite vers le bas du dos ou le côté de la jambe – la digit-opuncture ou les cataplasmes à base de plantes permettent de soulager. Lorsque la sciatique touche le côté de la jambe, traitez les points VB30 et VB31. Le fait de disperser les points VB34 et VB39 peut également être utile. Dans le cas d'une sciatique le long de l'arrière de la jambe, traitez les points V60 et V57 (voir p. 85). Le fait de disperser les points V40, V26 et V23 peut également être utile.

AVERTISSEMENT La sciatique peut être provoquée par des problèmes liés aux disques, de l'arthrite spinale, voire des tumeurs. Consultez un professionnel immédiatement. N'utilisez jamais le point V60 au cours de la grossesse.

TRAITEMENT DE PREMIERS SECOURS

Reposez-vous, allongé sur le dos, sur une surface dure. Ne restez pas en position debout trop longtemps et ne soulevez rien.

Plantes *Appliquez de la teinture de millepertuis et/ou un cataplasme de consoude sur la ligne douloureuse.*
Essences *Camomille, géranium, lavande, marjolaine*

AVERTISSEMENT N'utilisez jamais d'essence de marjolaine au cours de la grossesse.

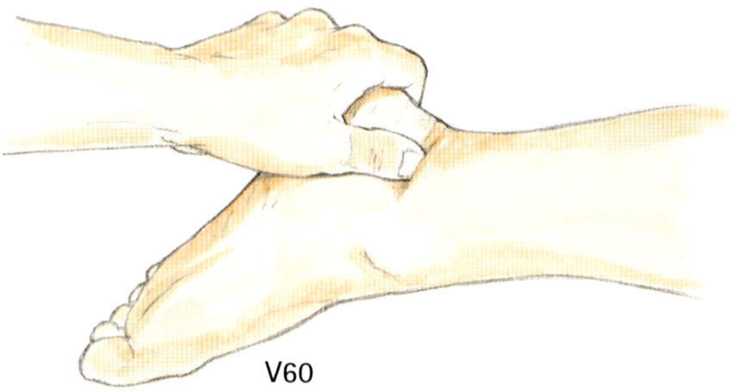

V60

Ce point se trouve à l'extérieur de la cheville, à mi-distance entre l'os externe de la cheville et le tendon d'Achille. Dispersez-le pour atténuer la douleur dans le dos en déplaçant le Qi stagnant et supprimer la Chaleur.

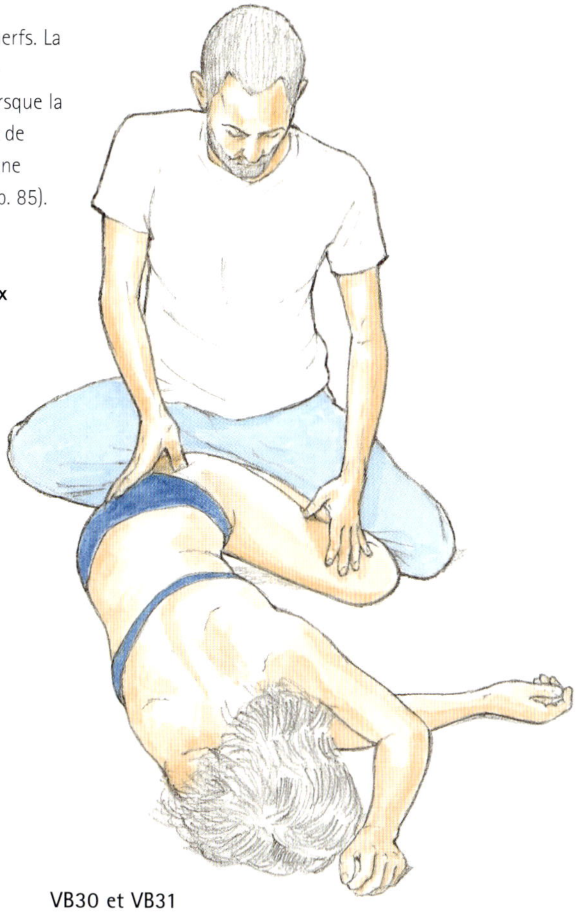

VB30 et VB31

Le point VB30 se situe sur le côté de la fesse, à deux tiers vers l'extérieur, le long de la ligne allant du milieu du sacrum au haut de l'os de la cuisse. Dispersez-le pour déplacer l'obstruction de Qi dans le bassin et la hanche et le long du Méridien de la Vésicule Biliaire dans la jambe. Le point VB31 se trouve à l'extérieur de la cuisse, 7 pouces au-dessus du creux externe de l'articulation du genou. Dispersez-le pour déplacer l'obstruction dans le Méridien de la Vésicule Biliaire et détendre les tendons.

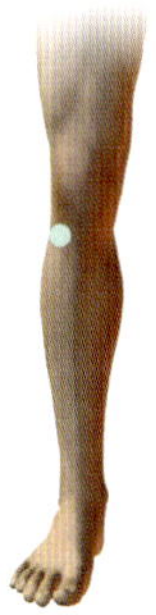

VB34
(page 84)

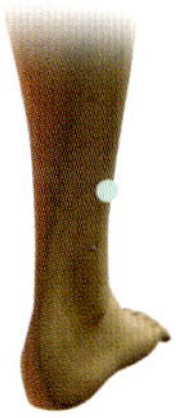

VB39
(page 64)

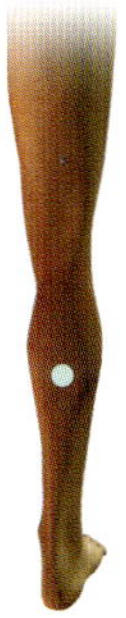

V57
(page 85)

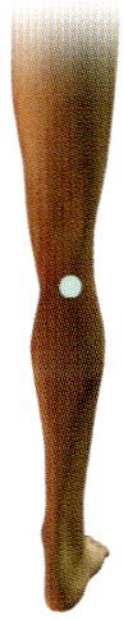

V40
(page 85)

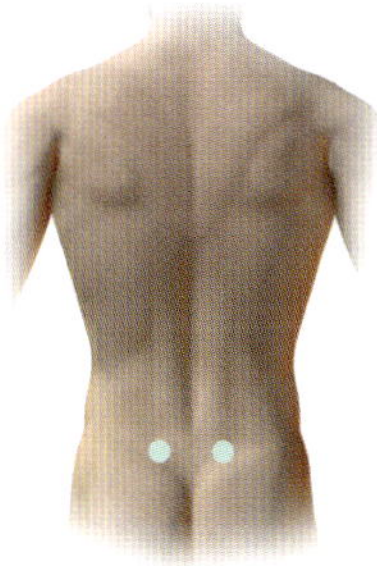

V26
(page 77)

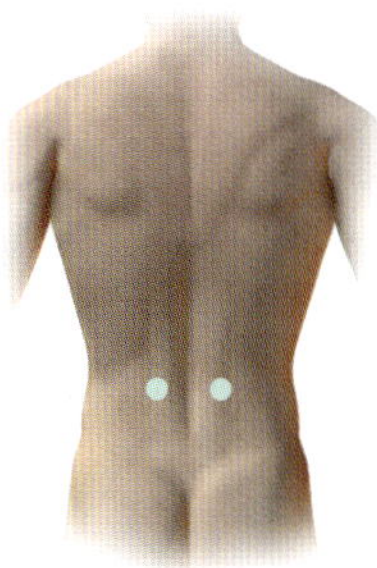

V23
(page 27)

JAMBES ET PIEDS DOULOUREUX

À la fin de la journée ou après être resté longtemps debout, le corps est fatigué et la circulation se fait difficilement. Selon les médecines occidentale et chinoise, une mauvaise circulation engendre congestion, lourdeur et douleur. Il est nécessaire de fortifier le Qi et le Sang et d'améliorer la circulation dans les jambes, les pieds et le reste du corps. Traitez les points E36 et VB34 et dispersez le point V57 (voir page ci-contre).

Plantes *Bain de pieds : lavande, romarin, gingembre*
Essences *Lavande*

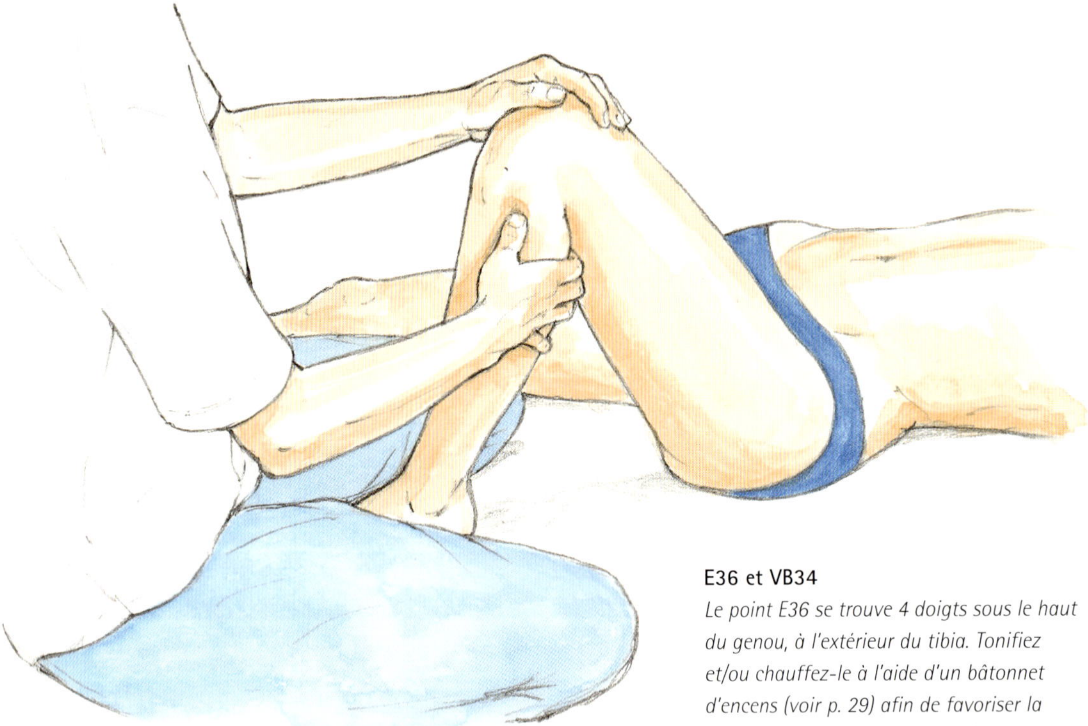

E36 et VB34

Le point E36 se trouve 4 doigts sous le haut du genou, à l'extérieur du tibia. Tonifiez et/ou chauffez-le à l'aide d'un bâtonnet d'encens (voir p. 29) afin de favoriser la production et la circulation de Qi et de Sang et de fortifier les jambes. Le point VB34 permet de réguler la contraction et le relâchement des muscles. Il se trouve dans la fossette à l'extérieur de la jambe, sous l'articulation du genou en face et sous le haut du péroné. Tonifiez et/ou chauffez-le à l'aide d'un bâtonnet d'encens (voir p. 29).

CRAMPE MUSCULAIRE

Les spasmes localisés peuvent être provoqués par la fatigue au cours d'un exercice ou un surmenage. De nombreuses personnes souffrent de crampes dans les jambes la nuit et éprouvent une forte douleur et une sensation de nœud dans le muscle. Pour la médecine occidentale, il s'agit de fatigue ou de réflexes du système nerveux qui affectent la circulation sanguine et le muscle. Selon la médecine chinoise, la crampe est le résultat d'une stagnation localisée et/ou d'une insuffisance de Qi et de Sang, il est donc nécessaire de les réguler. Traitez les points V57 et V40. Le fait de disperser le point F3 et VB34 peut également être utile. Dans le cas de la crampe de l'écrivain dispersez le point GI4.

AVERTISSEMENT N'utilisez jamais le point GI4 au cours de la grossesse.

REMARQUE Il est important d'étirer le muscle concerné afin d'aligner les fibres et de boire beaucoup d'eau qui permet de transporter les sels des tissus vitaux vers les muscles.

Plantes *Coing, gingembre, camomille. Bains : lavande, romarin*
Essences *Pin, cyprès, marjolaine*

AVERTISSEMENT N'utilisez jamais d'essence de marjolaine au cours de la grossesse.

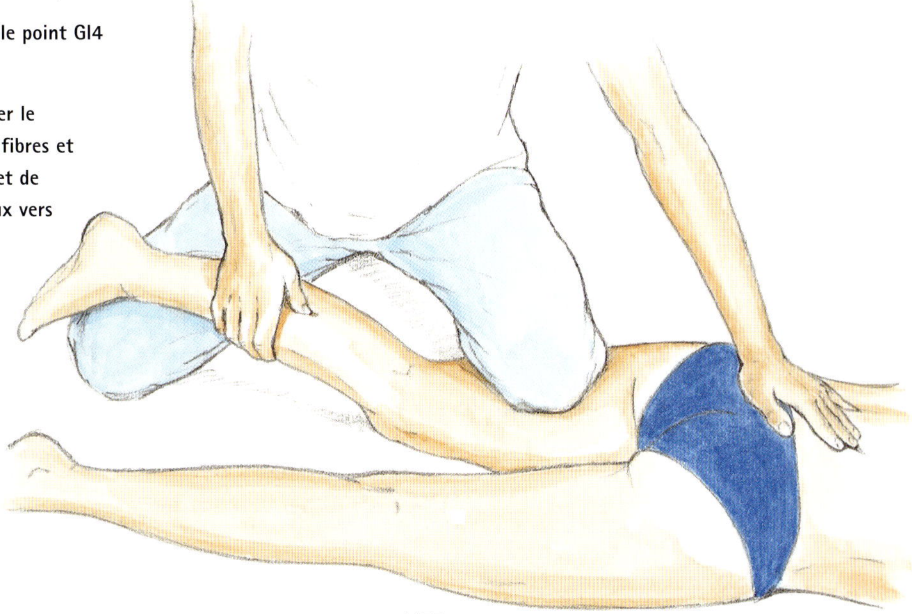

V57

Ce point se trouve au milieu du mollet à l'endroit où le muscle et le tendon se rejoignent. Dispersez-le en commençant par un léger mouvement de « brossage » et en travaillant ensuite plus profondément de manière graduelle afin de déplacer le Qi et le Sang à cet endroit.

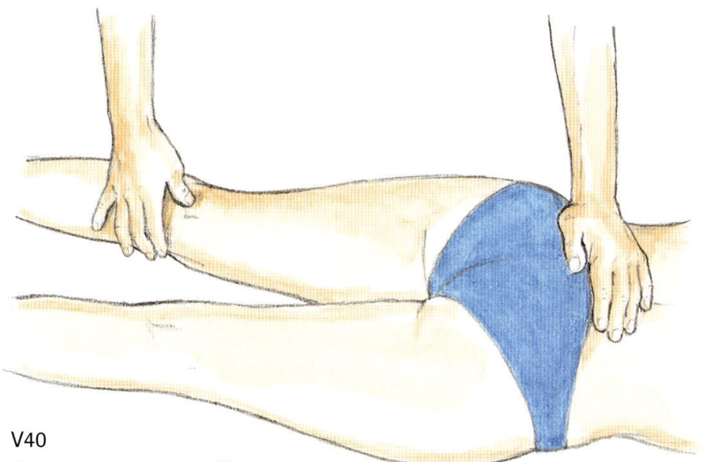

V40

Ce point se trouve au milieu du creux à l'arrière du genou. Dispersez-le afin d'améliorer la circulation dans la partie inférieure de la jambe et supprimer l'Humidité qui peut être à l'origine de la congestion.

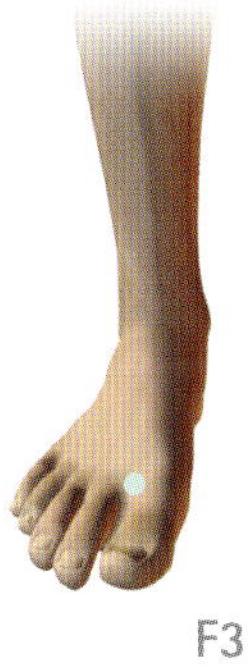

F3
(page 25)

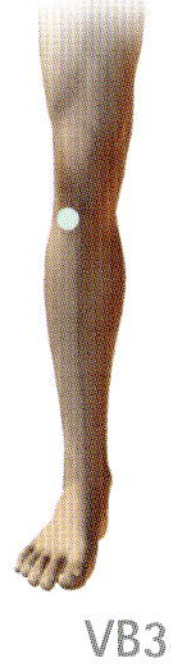

VB34
(page 84)

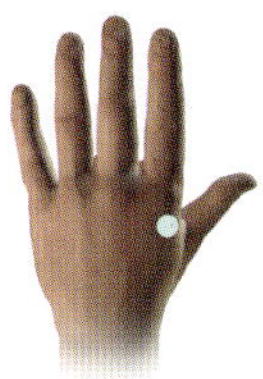

GI4
(page 24)

Organes des sens

Les yeux et les oreilles font partie des structures les plus délicates et complexes du corps. En plus de vous permettre d'être en contact avec des voix et des images, ces organes sont également essentiels à l'équilibre. Les pressions provoquées par la vie moderne, un mauvais régime alimentaire ainsi que la pollution « affaiblissent » vos sens, ce qui provoque une gêne et vous rend moins à même de communiquer avec le monde en général. La digitopuncture et les herbes sont utiles en cas de problèmes mineurs liés aux organes des sens.

Reportez-vous page 30 afin d'obtenir des renseignements concernant l'utilisation des plantes et des essences. Pour les techniques de stimulation des points de pression, voir page 29.

AVERTISSEMENT Si les symptômes sont importants ou surviennent subitement, consultez votre médecin immédiatement.

YEUX SENSIBLES

Des yeux rouges, douloureux, sensibles, gonflés, injectés de sang ou encore une sensation de démangeaison peuvent être les symptômes d'une sinusite ou d'un refroidissement ou le résultat d'une exposition à la poussière et au vent. Pour la médecine occidentale, il s'agit d'une irritation externe, d'une tension ou d'une inflammation provoquée par une infection. Selon la médecine chinoise, le Sang du Foie nourrit les yeux et leur conserve leur brillance. La sensibilité oculaire est provoquée par le Vent et la Chaleur externes ou un déséquilibre du Foie, accompagné par de l'irritabilité et de la colère. Il est nécessaire de supprimer le Vent et la Chaleur et de nourrir le Foie. Traitez les points V1, Tai Yang, F2 et VB37. Le fait de disperser les points VB20 et GI4 peut également être utile.

AVERTISSEMENT Les yeux sont très fragiles, consultez toujours votre médecin en cas de problème. N'utilisez jamais le point GI4 au cours de la grossesse.

Plantes *Lavage oculaire : euphraise, feuille de framboisier, feuilles de sarrasin, bien égoutté.*
Par voie interne : fleurs de chrysanthème, chèvrefeuille
Essences *Lavande*

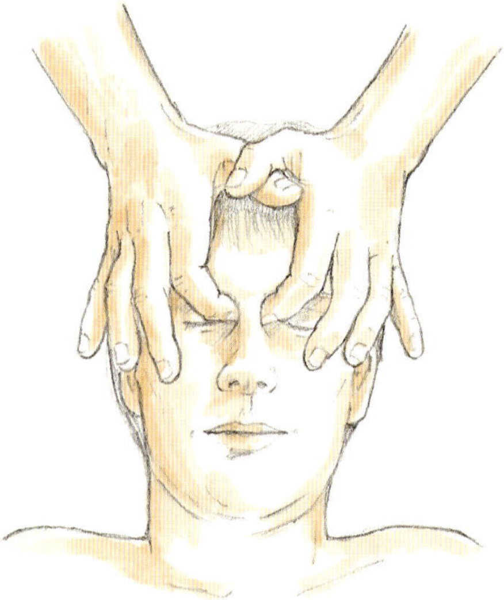

V1
Ce point se trouve au-dessus du coin interne de l'œil, entre le côté du nez et le bord de l'œil. Dispersez-le pour supprimer la Chaleur, améliorer la circulation du Qi et du Sang et nourrir le Foie.

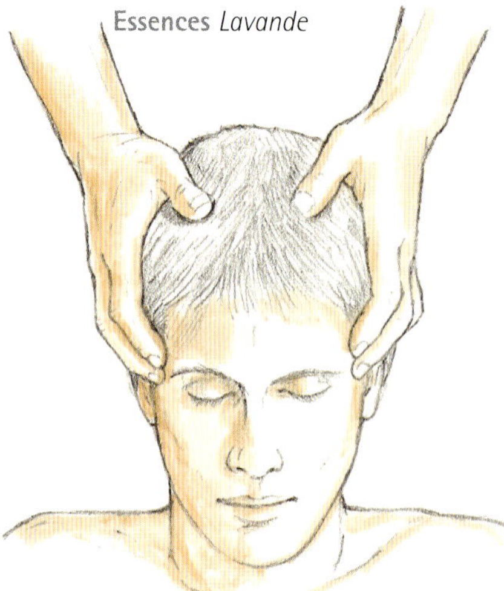

Tai Yang
Ce point se situe à une distance d'1 pouce à partir du bord osseux externe de l'œil, au niveau du haut de l'oreille. Dispersez-le afin de réduire la Chaleur, le gonflement ainsi que la douleur.

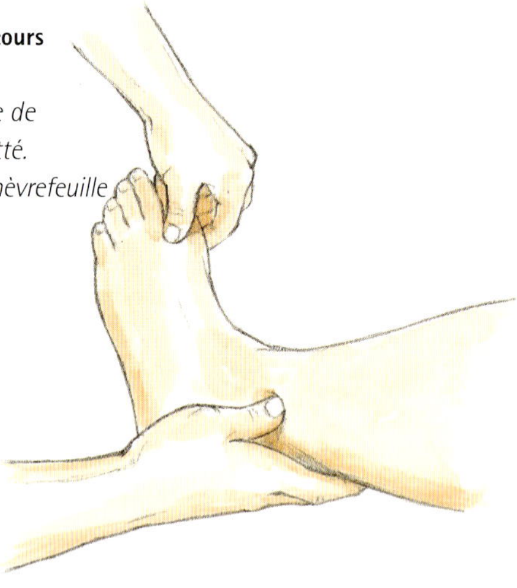

F2 et VB37
Le point F2 se trouve sur le haut du pied, dans le creux entre le 1er et le 2e orteil. Dispersez-le afin de supprimer la Chaleur du Foie et de déplacer le Qi stagnant. Le point VB37 se situe 5 pouces au-dessus de l'os de la cheville, du côté externe, en face du péroné. Dispersez-le pour réduire la Chaleur au niveau du Foie et de la Vésicule Biliaire, ce qui éclaircit les yeux.

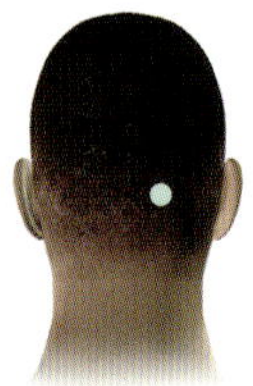

VB20
(page 27)

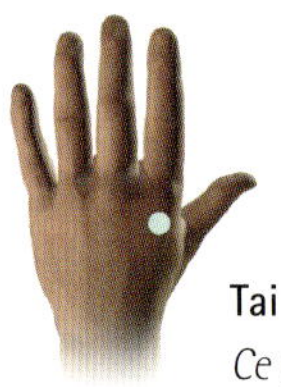

GI4
(page 25)

DOULEUR DE L'OREILLE

Les symptômes comprennent douleur, mal de tête, inflammation, décharge, mauvaise audition et acouphènes (sifflements dans l'oreille). La médecine occidentale considère la plupart des douleurs de l'oreille comme le résultat d'une infection de l'oreille moyenne ou de l'oreille externe. La cause peut également être un bouchon de cérumen, un abcès, une névralgie ou de l'eczéma. Selon la médecine chinoise, une douleur aiguë soudaine de l'oreille est souvent provoquée par le vent et la chaleur externes qui envahissent l'oreille ou par une augmentation de Chaleur toxique au niveau du Méridien de la Vésicule Biliaire. Il est nécessaire de supprimer le Vent, la Chaleur et les toxines. Traitez les points TR3, TR17 et IG19. Le fait de disperser les points VB20 et GI4 peut également être utile.

AVERTISSEMENT Si la douleur est importante ou que la personne ressent des lancées ou une surdité, consultez votre médecin. N'utilisez jamais le point GI4 au cours de la grossesse.

Plantes *Utilisation externe : cataplasme de molène ; teinture de myrrhe*
Essences *Lavande, ajoutez 1 goutte dans 1 cuillerée à thé d'huile d'olive chaude, trempez un bout de coton et placez-le dans l'oreille.*

AVERTISSEMENT N'utilisez jamais de myrrhe au cours de la grossesse.

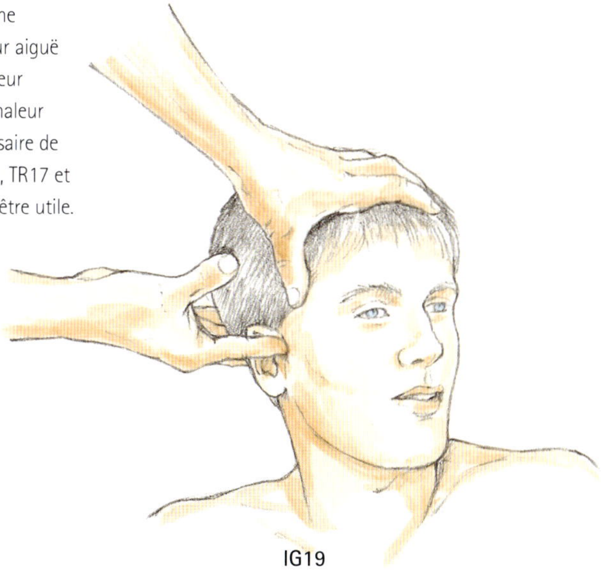

IG19
Ce point se trouve dans le creux entre l'articulation temporo-mandibulaire et l'avant de la moitié de l'oreille, lorsque la bouche est ouverte. Dispersez-le afin de supprimer le Vent et la Chaleur et de nettoyer les Méridiens dans et autour de l'oreille.

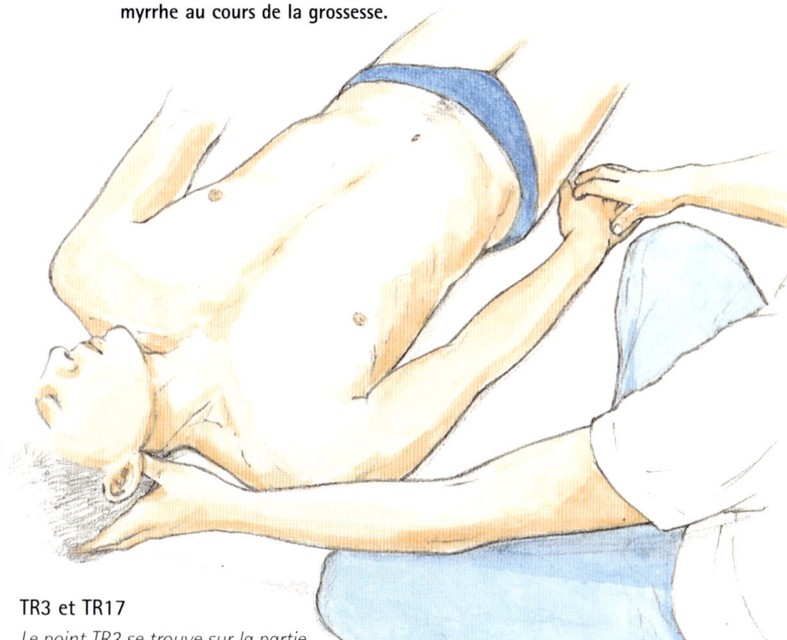

TR3 et TR17
Le point TR3 se trouve sur la partie externe de la main, dans le creux avant les 4e et 5e articulations. Dispersez-le afin de supprimer la Chaleur, débloquer les oreilles et réguler le Qi. Le point TR17 se situe dans le petit creux à l'arrière du lobe de l'oreille, entre la mâchoire et le crâne. Dispersez-le afin de supprimer le Vent et réduire la Chaleur au niveau des Méridiens du Foie et de la Vésicule Biliaire.

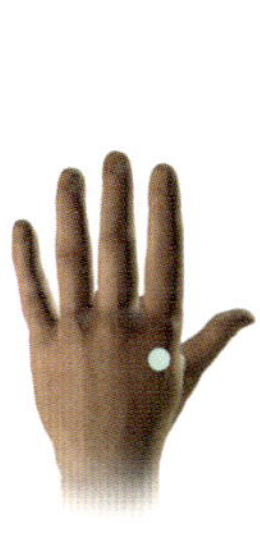

GI4
(page 25)

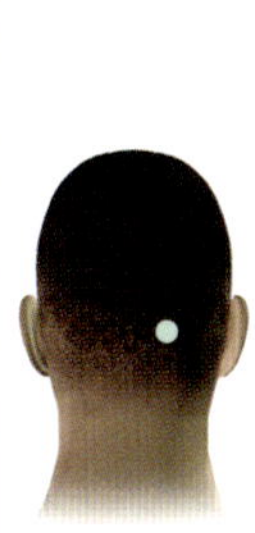

VB20
(page 27)

Résumé des points

Ce résumé répertorie l'ensemble des points utilisés dans la seconde partie. Ils sont présentés par Méridien et l'ordre de ces Méridiens suit le rythme horaire – le circuit du Qi dans le corps au cours de la journée (voir p. 23). Afin de localiser un point, consultez le plan de traitement, ce résumé et les tableaux des Méridiens (p. 22-23).

Principaux points de digitopuncture

Les points suivants sont les 12 points les plus fréquemment utilisés dans les traitements proposés dans cet ouvrage. Reportez-vous aux illustrations des pages 24-27 afin de les localiser – MC6, GI4, Rte6, VB34, E36, F3, VC4, VC6, VB20, V18, V20, V23.

POUMON

P1 *Sous la proéminence osseuse en face de l'épaule, sous l'extrémité de la clavicule.*

P6 *7 pouces au-dessus du creux du poignet, du côté interne de l'avant-bras, dans le prolongement du pouce.*

P7 *2 doigts au-dessus du creux du poignet, du côté du pouce sur le radius.*

P9 *Du côté du pouce sur le creux du poignet.*

P10 *2 doigts sous le creux du poignet, sur le côté de la paume dans le prolongement du pouce.*

P11 *Sur le coin extérieur de l'ongle du pouce.*

GROS INTESTIN

GI4 *Sur le dessus de la main, dans le creux entre le pouce et l'index.*
AVERTISSEMENT N'utilisez jamais ce point au cours de la grossesse, cela risque de provoquer une fausse couche.

GI5 *Dans le creux à la base du pouce, du côté de l'articulation du poignet.*

GI10 *2 pouces sous le creux à l'extérieur du coude, dans le prolongement du milieu de la partie externe du poignet.*

GI11 *À l'extrémité du creux externe du coude.*

GI12 *1 pouce vers l'extérieur et vers le haut à partir du point externe du creux du coude, entre le muscle et l'os du bras supérieur.*

GI15 *Dans la fossette à l'extérieur de l'épaule lorsque le bras est levé sur le côté.*

GI20 *À la base du nez, de part et d'autre des narines.*

ESTOMAC

E18 *Dans l'espace entre les 5ᵉ et 6ᵉ côtes, au niveau des mamelons, à une distance de 4 pouces de la ligne médiane.*

E25 *2 pouces de part et d'autre de l'ombilic.*

E29 *2 pouces de part et d'autre de la ligne médiane, 4 pouces sous l'ombilic.*

E34 *2 pouces au-dessus de la rotule, dans le prolongement du bord externe.*

E35 *Dans la fossette externe de l'articulation du genou sous la rotule, à l'extérieur du ligament.*

E36 *4 doigts sous l'extrémité de la rotule, à l'extérieur du tibia.*

E37 *8 doigts sous l'extrémité de la rotule, à l'extérieur du tibia.*

E41 *Au milieu de l'avant de l'articulation de la cheville sur la partie inférieure de la jambe.*

E43 *Sur le haut du pied, dans le creux entre le 2ᵉ et 3ᵉ orteil, à l'endroit où les os se rejoignent.*

E44 *Sur le haut du pied, dans le creux à la base des 2ᵉ et 3ᵉ orteils.*

RATE

Rte1 *Sur le coin externe du bord de l'ongle du gros orteil.*

Rte4 *Sur la cambrure interne du pied, sous la base de l'os long du gros orteil.*

Rte6 *4 doigts au-dessus de l'os de la cheville, côté interne, à l'arrière du tibia.*
AVERTISSEMENT N'utilisez jamais ce point au cours de la grossesse, cela risque de provoquer une fausse couche.

provoquer une fausse couche.

Rte8 *4 doigts sous l'articulation du genou, côté interne, entre le mollet et le tibia.*

Rte9 *À l'intérieur de la jambe, sous l'articulation du genou, dans le creux entre le tibia et le mollet.*

Rte10 *2 pouces au-dessus de l'extrémité de la rotule et 2 pouces vers l'intérieur de la cuisse.*

CŒUR

C6 *Sur l'avant-bras, à un demi-pouce vers le haut à partir du creux du poignet, en prolongement de l'auriculaire.*

C7 *Dans le creux du poignet, du côté de l'auriculaire.*

INTESTIN GRÊLE

IG3 *Du côté de l'auriculaire, entre l'os et le muscle, avant l'articulation et l'auriculaire.*

IG5 *Dans le creux de l'articulation du poignet, du côté de l'auriculaire.*

IG12 *Au milieu du muscle, au-dessus du bord de l'omoplate, à mi-distance entre la colonne vertébrale et l'extrémité de l'épaule.*

IG19 *Dans la fossette qui se crée lorsque la bouche est ouverte, entre l'articulation temporo-mandibulaire et l'avant du milieu de l'oreille.*

VESSIE

V1 *Au-dessus du coin interne de l'œil, entre le côté du nez et le bord de l'œil.*

V11 *2 doigts de part et d'autre de la colonne, au niveau des 1re et 2e vertèbres thoraciques.*

V13 *2 doigts de part et d'autre de la colonne vertébrale, au niveau des 3e et 4e vertèbres thoraciques.*

V15 *2 doigts de part et d'autre de la colonne, entre les extrémités inférieures des omoplates, au niveau des 5e et 6e vertèbres thoraciques.*

V18 *2 doigts de part et d'autre de la colonne, au niveau des 9e et 10e vertèbres thoraciques.*

V20 *2 doigts de part et d'autre de la colonne, au niveau des 11e et 12e vertèbres thoraciques.*

V22 *2 doigts de part et d'autre de la colonne, au niveau des 1re et 2e vertèbres lombaires.*

V23 *2 doigts de part et d'autre de la colonne, au niveau des 2e et 3e vertèbres lombaires.*

V25 *2 doigts de part et d'autre de la colonne, au niveau des 4e et 5e vertèbres lombaires.*

V26 *2 doigts de part et d'autre de la colonne, au niveau de la 5e vertèbre lombaire et du 1er segment sacré.*

V32 *Dans les 2es trous sacrés, de part et d'autre de la colonne sacrée.*

V40 *Au milieu du creux à l'arrière du genou.*

V47 *4 doigts de part et d'autre de la colonne, au niveau des 2e et 3e vertèbres lombaires, à l'extérieur du point V23.*

V57 *Au milieu du mollet, à la jointure entre le muscle et le tendon.*

V60 *À l'extérieur de la cheville entre l'os de la cheville et le tendon d'Achille.*
AVERTISSEMENT N'utilisez jamais ce point au cours de la grossesse, cela risque de

provoquer une fausse couche.

REIN

Rn1 *Dans le creux au milieu de l'avant-pied, à l'endroit où la couleur change entre la saillie et la plante.*

Rn3 *Du côté interne de la cheville entre l'os et le tendon d'Achille.*

Rn6 *1 pouce sous l'os de la cheville, du côté interne, à la jointure entre l'os et le muscle.*

MAITRE CŒUR

MC6 *2 pouces au-dessus du creux du poignet, côté interne, au milieu de l'avant-bras.*

TRIPLE RÉCHAUFFEUR

TR3 *Sur le dos de la main dans le creux avant les 4e et 5e articulations.*

TR4 *Au milieu de l'articulation du poignet sur le dos de la main.*

TR5 *2 pouces au-dessus du creux du poignet au milieu de l'avant-bras, à l'arrière.*

TR6 *4 doigts au-dessus du poignet, à l'arrière de l'avant-bras.*

TR15 *Au-dessus de l'extrémité de l'omoplate, sous le point supérieur du trapèze, à mi-distance entre la colonne cervicale et l'extrémité de l'épaule.*

TR17 *Dans le petit creux derrière le lobe de l'oreille, entre la mâchoire, le crâne et l'oreille.*

VÉSICULE BILIAIRE

VB20 *À la base du crâne, dans le creux à la naissance des cheveux, entre les muscles avant et arrière du cou, à l'arrière de la proéminence osseuse derrière l'oreille.*

VB30 *Sur le côté de la fesse, aux deux tiers le long de la ligne allant du milieu du sacrum au haut de l'os de la cuisse.*

VB31 *Sur la partie externe de la cuisse, 7 pouces au-dessus du creux externe de l'articulation du genou.*

VB34 *Dans la fossette à l'extérieur de la partie inférieure de la jambe, sous l'articulation du genou, en face et sous le haut du péroné.*

VB37 *5 pouces au-dessus de l'os de la cheville, côté externe, en face du péroné.*

VB39 *4 doigts au-dessus de l'os de la cheville, côté externe, sur le côté de la jambe, en face du péroné.*

VB41 *Sur le haut du pied, dans le creux entre le 4e et le 5e orteil, à l'extérieur du tendon du petit orteil.*

FOIE

F1 *Sur le bord interne de l'ongle du gros orteil.*

F2 *Sur le haut du pied, dans le creux entre le 1er et 2e orteil.*

F3 *Sur le haut du pied, sur le sillon entre le 1er et le 2e orteil, à l'endroit où les os se rejoignent.*

F13 *Sous l'extrémité de la 11e côte, au bas et sur le côté de la cage thoracique.*

VAISSEAU CONCEPTION

VC3 *4 pouces sous l'ombilic, sur la ligne médiane de l'abdomen.*

VC4 *4 doigts sous l'ombilic, sur la ligne médiane de l'abdomen.*

VC6 *2 doigts sous l'ombilic, sur la ligne médiane de l'abdomen.*

VC12 *4 pouces au-dessus l'ombilic, sur la ligne médiane de l'abdomen.*

VC14 *8 doigts au-dessus l'ombilic, sur la ligne médiane de l'abdomen.*

VC17 *Sur le sternum, à mi-distance entre les mamelons.*

VAISSEAU GOUVERNEUR

VG1 *À l'extrémité de la colonne vertébrale, sur la ligne médiane, à mi-distance entre le coccyx et l'anus.*

VG4 *Sur la ligne médiane au niveau de la colonne, entre les 2e et 3e vertèbres lombaires.*

VG14 *Dans la nuque, entre la 7e vertèbre cervicale et la 1re vertèbre thoracique.*

VG20 *Sur le haut de la tête, au milieu, à mi-distance entre les oreilles.*

VG26 *Au milieu du sillon entre la lèvre supérieure et le nez.*

POINTS HORS DES MÉRIDIENS

Yintang *Au milieu du front entre les sourcils, au-dessus du nez.*

Bitong *Dans le petit creux sur le côté externe du nez.*

Tai Yang *1 pouce derrière le bord osseux de l'œil, sur une ligne allant de l'œil au haut de l'oreille.*

Ding Chuan *Un demi-pouce de part et d'autre du point VG14, qui se trouve entre la 7e vertèbre cervicale et la 1re vertèbre thoracique.*

Xiyan *La fossette interne de l'articulation du genou, sous la rotule, de part et d'autre du ligament.*

She Qi Zhi Xia *Entre la 5e vertèbre lombaire et le 1er segment sacré, au milieu de la colonne.*

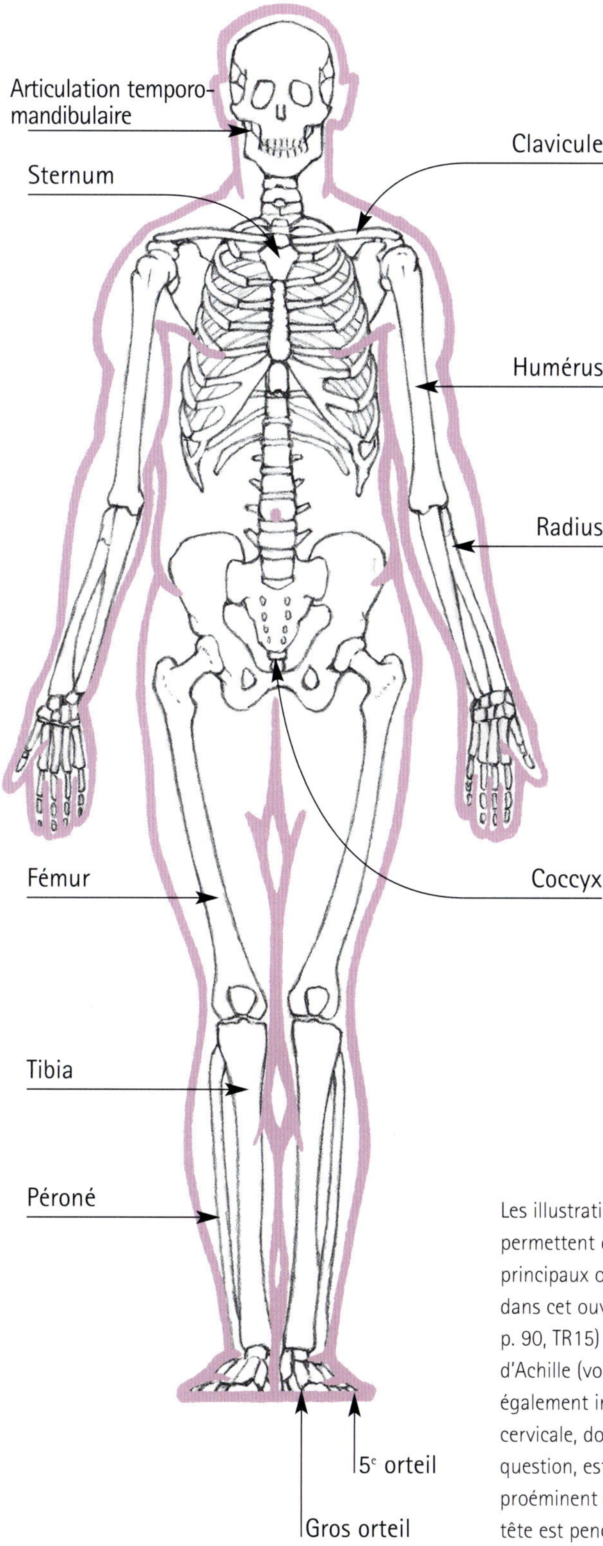

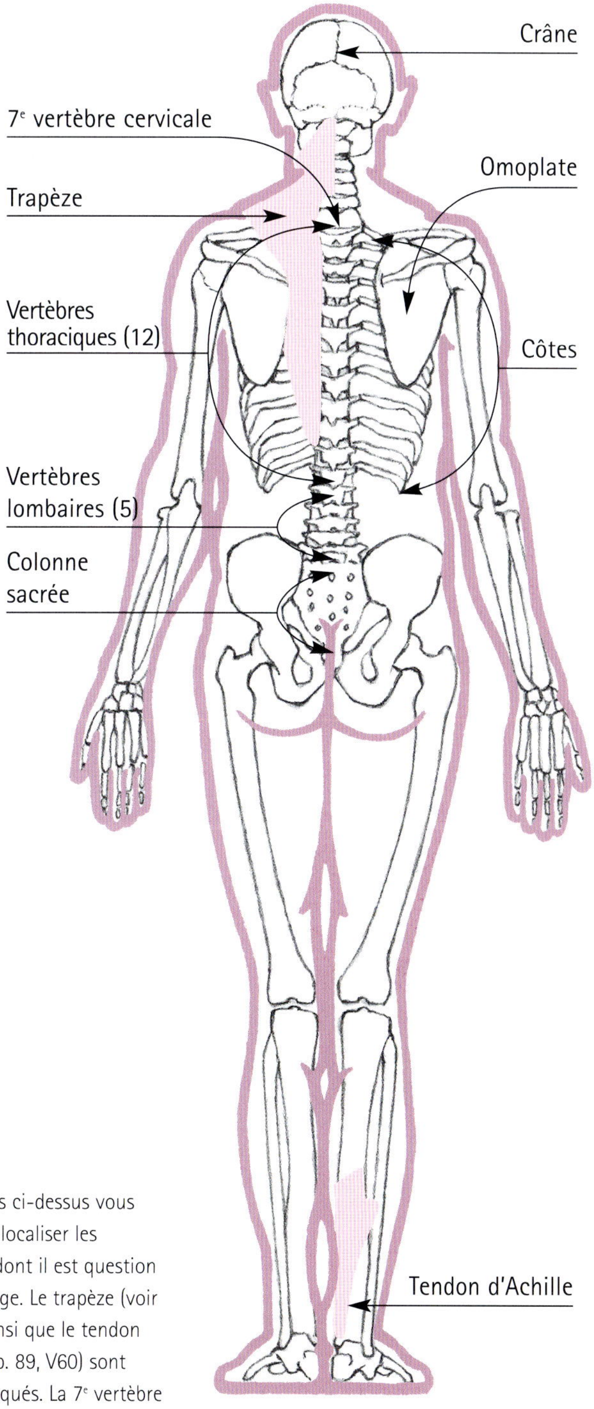

Les illustrations ci-dessus vous permettent de localiser les principaux os dont il est question dans cet ouvrage. Le trapèze (voir p. 90, TR15) ainsi que le tendon d'Achille (voir p. 89, V60) sont également indiqués. La 7e vertèbre cervicale, dont il est souvent question, est l'os le plus proéminent de la nuque lorsque la tête est penchée vers l'avant.

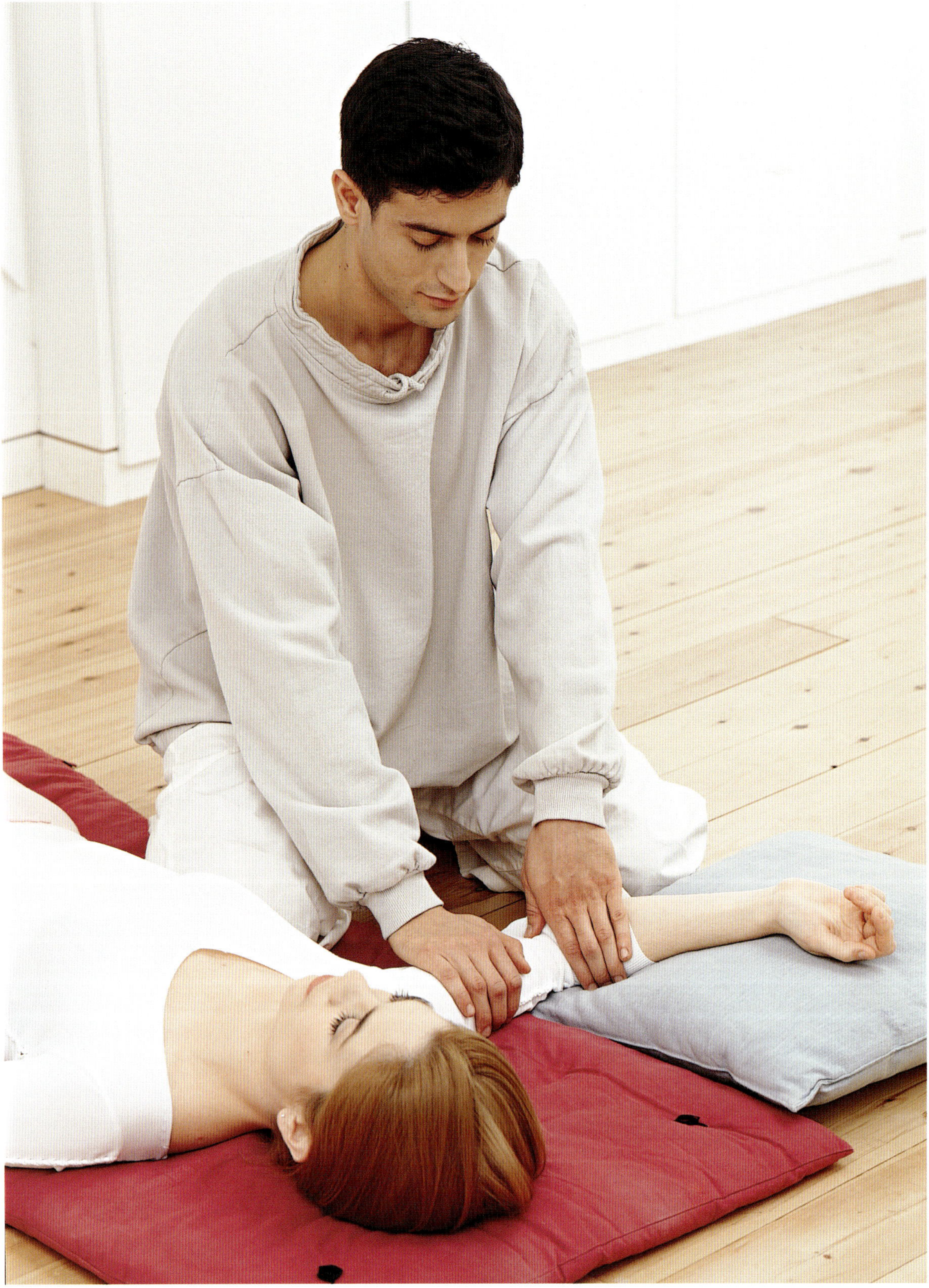

Index

Les termesates **en gras** indiquent les entrées principales ; les termes *en italique* indiquent les illustrations.

Remerciements

L'éditeur souhaite remercier : Janine Christley, Eliza Dunlop, Lesley Gilbert, Libby Hoseason, Sarah Jarvis, Alison Jones, Sara Mathews, Susan Walby et Mary Warren pour le travail éditorial et lié à la production ; Yvonne Dixon pour la réalisation de l'index ; Mark Jarvis pour les photographies supplémentaires (p.19) ; Protocol Design Associates et Studio 21 pour la composition supplémentaire : Zoë Billingham, Juliet Hacking, Susan Henssen, Chris Jarmey, Debbie Jarmey, Gordon Lines, Callum Linton, Dave Thorp et John Tindall pour le modelling ; Vicki Pitman pour les conseils relatifs aux plantes ; Barbara Blanchard, Dr Richard Donze, Lucy Lidell et Roger Newman Turner pour leurs précieux conseils et commentaires.

Bibliographie

Le massage, pour une détente du corps et de l'esprit, Lary Costa, Le Courrier du Livre.

Massage thérapeutique Thaïlandais, N. Mann & E. Mckensie, Le Courrier du Livre.

Le massage chinois Tui Na, M. Mercati,
Le Courrier du Livre.

Massage au quotidien, Eilean Bentley,
Le Courrier du Livre.

Réflexologie pour les pieds et les mains, Barbara & Kevin Kunz, Le Courrier du Livre.

Éveil et santé de l'enfant par le massage chinois Tui Na, Maria Mercati, Le Courrier du Livre.

Le toucher libérateur, Jean-Louis Abrassart,
Guy Trédaniel Éditeur.

Le massage californien, Jean-Louis Abrassart,
Guy Trédaniel Éditeur.

Massage express, Nitya Lacroix,
Guy Trédaniel Éditeur.

Massage du corps, Esme Floyd & Paul Wills,
Guy Trédaniel Éditeur.

Auto-massage de bien-être, Kristine Kaoverii Weber, Éditions Véga.

Le massage douceur, Joël Savatofski,
Éditions Dangles.

Massages de la tête et du cou, R. Widdowson, Éditions Marabout.